JN326446

神《かみ》業《わざ》

世界中の凄腕の治療家達が認めた
天城流湯治法とは？

杉本錬堂の世界

高木書房

まえがき

博多に住む知人、高浪藤徳さんから携帯に電話がかかってきた。

「もしもし、斎藤さん、高浪です。ちょっと電話、代わります」

「はい」

「もしもし……杉本レンドウです」

「えっ、レンドウ先生。はじめまして。一度、お会いしたいと思っていました」

高浪さんから身体のケアで「すごーく変わっているけど、凄腕の人がいる」と聞いていたので、ぜひ一度会ってみたいと思っていたからである。

「では、会いましょう」

いとも簡単に受け入れていただき、平成二十五（二〇一三）年十一月十八日、杉並にある本應寺で初めてお会いした。

ニコニコして、健康そのものという感じのおじさんが迎えてくれた。

「杉本錬堂です」

六十歳を超えているとは、とても思えない若さがある。

声がまたいい。

言葉に、すんなり心に入ってくる響きがある。

しかし、しかし、である。

身体のケアの話は何も出てこない。

話の枕に「突然、人に言われて」とか「突然、思いついて」という言葉がつく。

何やら人との出会いが、錬堂氏の人生を変えていったようなのだ。

ヒプノセラピーやリフレクソロジーを習うはめになったり、マクロビオテックをやることになったり、金もなく自分の意志では行くはずもないアメリカへ行くことになったり、とか……。

やはりこの人、変わっている、と思った。

聞けば、前の職業がパティシエだったという。

いったいどういう人なのか。


さらに、まるで大きな魔物にとりつかれた様な話が次々と出てくる。

写真にオーブが写っている……見る？

確かに写っている。

祈りの後は少なくなっている……

祈っていると、急に背中に光が入った……

憑依に遭って死にそうになった……

幽体離脱を三回も経験している……

一応、シャーマンの日本代表にもなっているけど……

「本当なのだろうか？……」

この人、変わっているだけではない。何やら怪しげな人でもあるようだ。


ただ不思議なのは、聞いていて嫌にならない。むしろ興味をそそる。

「あんたも好きね」と言われそうだが、もっと聞きたくなるのだ。

魔物によって、私は錬堂氏の話に取り込まれてしまったようだ。

「本にしましょう」

「いいですね」

それで決まり。

本書を作ることになった。

その後わかったことであるが、天城流湯治法は今、様々な療法・治療にも役立っているという。

錬堂氏は、健康セミナー、からだ会議のイベント、天城流湯治士補「育成セミナー」など、年間三〇〇日を超える旅をしている。

日本のみならず世界中に弟子がいる。

外科医、内科医、歯科医から始まり、鍼灸指圧師、柔道整復師、スポーツトレーナー、マッサージ師、ヨガの指導者……そして主婦までもが習っているというのだ。

とうとう私も弟子入りしてしまった。

どうも錬堂氏は、身体をケアする治療家、ケアの方法や思想を伝える伝道者、人の生き方や社会を改善する教育者、はたまた魂の世界にまで入り込む宗教家としての役割、使命を持っているようだ。

そういう意味で、身体をケアするという神技に加え、心も精神もそして魂を含む人間をまるごと本来の姿に導くという神業の持ち主のように思えてならない。

とにかく不思議な人だ。

知れば知るほど知りたくなる。

錬堂氏の話は「本当に真実なのか」、本書では、そんな錬堂氏をとことん追ってみたい。

天城流湯治法の思想と技術が、広く伝わっていくことを願って……。

平成二十六（二〇一四）年四月吉日

天城流湯治士補　斎藤信二

目次

序　章　なんでそんなに人の身体のことがわかるのだろう

錬堂氏との出会いを急速に早めてくれたフェイスブック

錬堂氏との縁を作ってくれたのは高浪藤徳さんである。

彼とは、福岡県宗像市にある宗像大社で知り合った。

『海賊とよばれた男』（百田尚樹著、講談社）の主人公、国岡鐵造（出光佐三）が崇敬し、寄進もしている神社である。

宗像大社には三つの宮——辺津宮、中津宮（大島）、沖津宮（沖ノ島）——があり、そこに正式参拝するという企画があって、それに誘われて参加したのがきっかけである。

高浪さんは、病気治療中の人が少しでも早く回復するようにと心のケアを行う専門家である。

加えて、身体のケアも行っている。

身体が楽になることを指導すると、心も楽になっていくという。

身体のケアのこととなると、私も興味がある。

「いいですね。どんなことをするんですか」

高浪さんの話し方は、患者さんとのお付き合いもあってか、ゆったりとしている。優しい雰囲気も感じる。

「天城流湯治法と言う療法を福岡で教えているんです」

天城流？　湯治法？　初めて聞く言葉だ。

これだけでは、どういうものかは分からない。

しかし高浪さんの説明を聞いていると、相当に効果がありそうだった。にこにこしながら、「教えている人は、凄い腕を持っているんですが、すごーい、変わっているんですよ」と言う。

変わったという言葉には、恐ろしく腕のいい人という畏敬の思いが込められているように感じた。

「私もそのセミナーに出させてください」

単純な私は、そうお願いした。

六十五歳以上になると、当日購入になるが羽田から福岡まで片道一万二千円で飛ぶことができるという安心感もあったからだ。

その後、何度となく高浪さんには会っていたが、福岡のセミナーには日程が合わず参加できずにいた。

そして二年くらい経って、錬堂氏と会うことになったが、その前に伏線がある。強く私を引きつける出来事があった。

流行を好まない私ではあるが、スマホにすれば会社で使っているメールも見ることができると言われて、携帯からスマホに替えた。

なんと使いづらいんだろう。当初の目的であるメールも上手《うま》くできない。

「スマホなどには、しなければ良かった」

と思っていた。

でも、せっかく替えたのだから、せめてフェイスブックだけは活用したかった。

なんとか見ることができるようになった。

その直後、高浪さんが錬堂氏の投稿をシェアしたという画面を見つけた。

「福岡の強豪男子バレーボール部に錬堂先生が指導に入った。ジャンプが十センチ高くなった」とある。

なんで錬堂氏が指導するとジャンプを高く跳べるようになるのか。

不思議でならなかった。

ここでまた一気に錬堂氏に対する関心が高まった。

こういう時は、フェイスブックは便利である。

錬堂氏に友達申請をして錬堂氏の投稿を見るようになった。

中でも、『「神々の試練」――世界のシャーマンに認められた男――』は実に面白い。

とにかく突拍子もない話が出てくる。

「事実は小説より奇なり」と言うが、本当にそう思ってしまう。

さらにわかってきたことは、凄腕と言われる治療家の人達や格闘技の人達、お医者さんとも付き合いがある。

しかも先生として。

「本当に凄い人なんだ」

と思うしかない。

「やっぱり会ってみたい」

そう思っているときに高浪さんから電話があったというわけである。

身体の弱点を見つけてポテンシャルを上げる

その後、錬堂氏に会って、疑問に思っていたことを聞いてみた。

――どうして先生が指導すると、ジャンプを十センチも高く跳べるようになるんですか。

それに格闘技をやっている人に何を教えるんですか。

――私は、K‐1をやっているわけでもないし、バレーボールやサッカーをやっているわけではないけど、K‐1をやっている相手の体を見た瞬間、弱点がわかる。

その弱点を克服する方法を実は教えている。

K‐1の選手の身体を見て、「あっ、ここが滞っているな」ということがわかる。形になって出ているから、木を見るより楽に見える。

治すというよりポテンシャルを上げる。

例えば、右の回し蹴りが低いとする。

それを指摘すると本人もわかる。

左足はちゃんと出ているのに、なんで右足はでにくいんだろうと。

それは、くるぶしの後ろの部分が、骨と筋肉が癒着しているから、こうやってほぐすんだよと、やってやると「わー、痛え」と悲鳴をあげる。

もともとK - 1の選手が、指一本で押しただけで痛い部分があるということ自体、弱点になっている。

それを指摘する。

バレーボールの選手も同じ。

ジャンプを見ていると、何が原因で高く跳べないかがわかる。

ジャンプで使う筋肉などに滞っている箇所がある。

それをほぐしてやるとジャンプ力はアップする。

ジャンプは高く飛べるし滞空時間も長くなる。

私の指導は原因となっている身体の弱点を見出し、その弱点を克服する方法を教えているのです。

ジャンプ力がアップすると、自信も生まれ精神的も凄くアップします。

という返答であった。

天城流湯治法は、その道の専門家がトレーニングを指導して身体能力を高めるというやり方ではなく、身体の弱点を見つけてポテンシャルを上げる方法を指導しているのだと言う。

私は治療家としての錬堂氏を見ていたので、それがわからなかった。

「ポテンシャルを上げる」というのは、身体が元気になるということ。

身体の調子が良くなれば、心も元気になる、ということにつながっていく。

「身体の持つポテンシャルを一〇〇％発揮できるように導くのが私の役割」と錬堂氏は言う。

その方法を多くの人に伝え、またそれができる人を育てたいと東奔西走しているのだ。

人を見ると、どこが滞っているのかがわかる

それにしても、「ここが滞っている」ということを、「木を見るより楽に見える」というのは、どういうことだろう。

これも聞いてみた。

――子供の頃から、普通の人が見過ごすような事象に「何故、どうして」という疑問を抱

いていた。
「この木は、どうして曲がっているのだろう」
「この草は、どうしてこの場所に生えているのだろう」
——私など、そんなことは思ったことはない。
やはり子供の頃から錬堂氏は変わっていたようだ。
——木を見ていると、木にも気の流れがあることがわかる。
人間でいえば木にも血流のような流れがある。
それが滞っていると木に異常が生じる。
ということがわかってきた。
他の木はどうだろうと観察を繰り返した。
すると、「あ、この木はどこに滞りがあるな」ということがわかるようになった。
草を見て、パワーを感じる。
岩を見ると、弱点がわかる。
硬そうに見えて脆いところがある。
土を触ると、エネルギーがある土かどうかがわかる。

人もまた同じ。

人を見ると、どこが滞っているのかがわかる。

それをほぐしてやる。

滞りをとってやる。

すると「えー」と、一様にその変化に驚く。

私自身が考え出した手法ではない。

自然界の営みを見て得た方法である。

それが、天城流湯治法という手法である。

と説明してくれた。


やはり不思議な力の持ち主だ――錬堂氏に言わせれば、こういう力は本来、誰もが持っているのだそうだ。

こうした話を聞けば聞くほど、錬堂氏はいったい何者なのかと思ってしまう。

それを知るには、錬堂氏の周りにいる人に話を聞くのが一番だと思ったので、凄腕を持つ人達に、錬堂氏との出会いや印象などを聞くことにした。

第一章　錬堂氏ってどんな人

三代目剛柔流継承者東恩納盛男氏との出会い

錬堂氏の話を聞いていると、いろんな職業の人と知り合っていることがわかる。

そこで、最近の出会いで面白いものはありませんか？　と聞いてみた。

「うーーーん」と、ちょっと間を置いて、「東恩納先生がいる」と言う。

東恩納氏と最初に出会ったときの話を聞くと、本当に面白い。劇的なことと言うか、そんなことがあるのかと思ってしまう。

二〇一三年四月、伝統療法カンファレンスの第一回目が東京で開催された。錬堂氏もそれに出演し、ボクシングトレーナーの塚本耕司氏や、総合格闘技の平直行氏など、何人かの格闘家の人達と知り合いになった。

それぞれ伝統療法では凄技を持つ。その場で格闘家向けの身体改造チームを作ることになった。身体を「改造する」という意味で「ＫＡＩＺＯ」と命名した。

月一の勉強会を始めてから間もなく、九月に沖縄へ行き健康セミナーを開いた。

そこに東恩納盛男氏が来た。

錬堂氏の話である。


「どうしましたか」

「足がふらつくので診てほしい」

目をつぶって左足だけで立って、二分以上立っていられなくなったと言う。

「それは普通です。他には何かありますか」

「いや、ありません」

時間となったので、セミナーを始めた。

あまり時間をおかず、東恩納先生が「そういえば歩き方が……」と言い出した。

「セミナーの流れがあるので、セミナーが終わってから質問してもらえますか」

「はい、わかりました」

「今日は、体全体の痛みをとることから始めます。まず首です。首の痛みの原因は七〇%は手首です」

参加者自身が自分の手首をぐりぐりする。

おじさん（東恩納先生）もやる。

「次は乳首です」

おじさんを見ると何もせずにニコニコ笑っている。

おじさんに「やってください」と言っても、恥ずかしがってやらない。

隣だったので、体を摺り寄せて——嫌がったけど——Tシャツの下から手を入れて乳首をぐりぐりやった。


「あ、痛」

「痛いですか」

「いや痛くない」

「いま痛いと言ったでしょう」

結構、強くやった。ウッとこらえて「痛くない」と言う。

この人、何をやっているのかな？


「何かやっていらっしゃるんですか」

「空手を少々やります」

思わず手を見たら凄い手をしている。グローブみたいな、ハンマーのような手をしている。「これ、普通じゃないぞ」と思った。

おじさんは乳首をグリグリやりながら
「エッ」と驚きの声を上げて、突然、「来年（二〇一四年）の七月に、スコットランドに一緒に行ってくれませんか」と言う。

「え、僕も来年スコットランドに行くんですか？」

「ハイ一緒に行きましょう」

「お金は出しますから、一緒に行ってください」

「いや、お金は自分で出します」

訳も分からず、話の流れに乗って、行くと決めた。


九十分のセミナーが終わり、東恩納先生は礼儀正しく挨拶をしてくれた。

「スコットランドに行きましょう」と言われながらもらった名刺を見ると、剛柔流東恩納盛男と書いてある。

どんな人なのかな、この時点ではわかっていない。そこでインターネットで検索してみた。出てくるは出てくるは、ユーチューブでもその活躍ぶりが紹介されている。稽古の映像もあって、それが凄い。コンクリートの壁を素手で叩いているし、木の固まりのようなものを平手で叩くし、えーと思った。

剛柔流の始祖と言われる系統で、三代目剛柔流保持者及び継承者として允許されている。彼の所には、松濤館、剛柔流はともかく、正道館空手、極真空手の人達が集まってきて教えを乞うという。


十二月にも世界中の人が来るので沖縄に来てもらえないかということで、二十五日、二十六日、スケジュールを調整して、沖縄に行った。

世界中から八十人くらいが集まって来ていて、合宿していた。

そこで例えば、前蹴りが上がりにくいとか、腰の回転が具合悪いとか、に対してこんなことをするといいよ、と教えた。

みんな驚いていていた。

二〇一四年七月には世界中にちらばって道場を開いている人達が一〇〇〇人近くスコットランドに集まって合宿する。

それに行くことになっている。

錬堂氏の動きをみてすぐに「この人は本物」と知る

それにしても初めて参加したセミナーの中で、しかもセミナーが始まってすぐに、世界中の空手指導家が集まる「スコットランドに行きましょう」と東恩納氏に言わしめたのは何だったのだろうか。

その理由が知りたくなった。

できればお会いして話をお聞きしたいと思っていたが、今年（二〇一四年）の一月に錬堂氏が東恩納氏にインタビューをしており、その中で「なぜか」の理由が語られていた。

それを紹介したい。

——どうして三十分くらいで、スコットランドに行って欲しいと言われたんですか。

——先生（錬堂氏のこと）の教え方を見て、この人は本物だと思った。

先生の身体は柔らかいし、柔軟性もある。技も知っている。

「この人、空手もやったことがあるな」とわかる。

見たらだいたいわかりますよ。

一番気にいったのは「筋肉と骨を切り離す」という話。
みんなは筋肉、力に頼ろうとする。
筋肉に頼ったパンチは強いようで弱い。
重いパンチだけど切れがない。
筋肉を使おうとするからダメなんですね。
それを先生が目に見えるように教えてくれる。
そう思ったら、この人をスコットランドに招待しようと思った。
そこにはいろんな国から指導者が集まってきます。
先生の、筋肉と骨を離せという話を聞かせてやりたい。
それに肩を壊したり、身体に故障をきたしている者がいるので、
そういう人も集めようと思っている。
そこで先生に教えてもらいたい。
——そういう場所に行けるなんて光栄です。
ところで先生が空手を始めるきっかけは、何だったんですか。
——環境ですね。父親は別な流派だったけどやっていました。
子供の頃、よく父親が空手を見に連れて行ってくれました。

自分がやりだしたのは、十歳頃からですね。

よしやろうと思ったのは、十八歳のときです。

空手が好きで、好きで、たまらなかった。

ただ自分は不器用だった。うるさい先輩がいていろいろ言われた。その時は嫌だったが今はそういう先輩がいてくれたから今の自分がある。感謝です。

だから弟子達にも、繰り返し、繰り返しやることが大事と教える。

ただし自分を信じてやらないとダメ、最初からできないと決めつけるな、と。

――それほど先生は長く空手をやっておられるし、パンチの威力もスピードもある。それなのにセミナーのとき「空手を少々」と言われたのは、どういう意味ですか。

――それは本当に、まだ稽古が不足だと思っているからです。

「空手は自然に学べ」とか、「空手は宇宙だ」と言われたりします。

しかしいくら研究しても、いくら稽古しても、研究すればするほどわからないことが沢山出てくる。

稽古が足りないというのは、そこです。

六十年もやっていて「空手を少々」と答えるしかないのです。

なんと奥が深い話でしょう。他にも空手が国や民族、習慣を超えて世界で受け入れられていること、空手の型のこと、伝統を守ることなど貴重なお話もありましたが、東恩納氏のプロフィールを、ホームページから抜粋して紹介して、この項の終わりとしたい。

なお東恩納盛男氏は、平成二十五（二〇一三）年五月七日、沖縄県指定無形文化財保持者に認定されている。

東恩納盛男氏の略歴

昭和十三（一九三八）年　十二月、沖縄県那覇市生まれ
昭和三十（一九五五）年　剛柔流流祖、宮城長順先生の道場へ入門
昭和三十六（一九六一）年　東京都渋谷区にある代々木道場にて空手の指導を開始
昭和四十一（一九六六）年　沖縄空手道連盟五段位に昇段
昭和四十二（一九六七）年　師範免状を授与される（宮里栄一先生）
その後、日本、アメリカ、フランスなどで乞われて指導にあたる
昭和五十四（一九七九）年　国際沖縄剛柔流空手道連盟を結成
昭和五十六（一九八一）年　那覇市市制六十周年に伴い、第一回国際空手道親善選手権大会を開催（奥武山総合体育館）

昭和五十七（一九八二）年　那覇市自宅にて東恩納空手道場を開設

平成十九（二〇〇七）年　流祖宮城長順先生直弟子宮城安一先生より範士十段を授与

沖縄傳剛柔流武術保持者二代目宮城安一先生・流祖直弟子新垣修一先生、両先生より三代目剛柔流保持者及び継承者として允許される

十一月、沖縄空手・古武道連盟（会長島勇夫）より範士十段を認定される

平成二十（二〇〇八）年　沖縄県立武道館に於いて「第五回世界武道祭」を開催

世界五十カ国より約一〇〇〇名の会員が空手の聖地沖縄に集まる

平成二十四（二〇一二）年　七月　第六回世界武道祭　沖縄

十二月、東恩納先生の誕生会、沖縄県文化功労賞受賞祝賀会

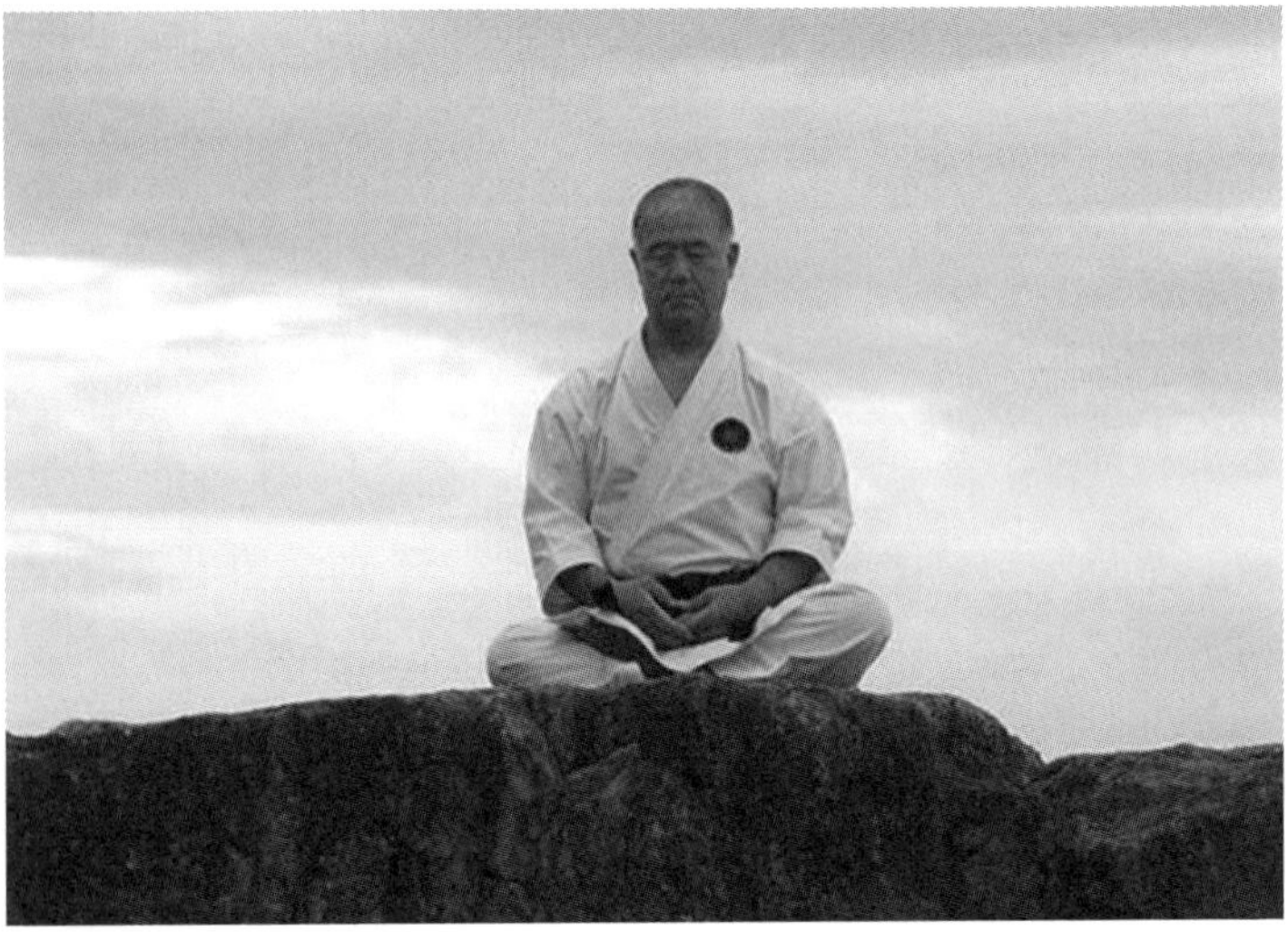

東恩納盛男氏

人間の永遠のテーマ「体温を上げる」「自分で自分の痛みをとる」を可能にする天城流湯治法

いわもと接骨院 院長 湯治師 岩本直己

錬堂氏が、西の怪人治療家として紹介している人がいる。

京都で、いわもと接骨院を経営する岩本直己《なおき》氏である。

錬堂氏のフェイスブック「弟子はすげえーシリーズ」に、「彼はカイロプラクティックの達人である。ベースはカイロでも、もうすでにその技は別物。息吹体陽法というものを編み出して、一見、普通に見えても、その技の切れは恐ろしい」と書いている。

平成二十六（二〇一四）年二月二十四日、京都の「いわもと接骨院」を訪ねた。

「はじめまして。斎藤です」

「岩本です。お待ちしていました」

この日は予約の日で、午後三時から四時まで時間をとっていただいた。

古民家をリフォームした治療院で、天井が高く、ゆったりとしている。二階に案内していただき取材が始まった。

空手から治療家の道へ

——そもそも何で治療家になったのですか。

——小学生の時から勉強もせず、空手ばっかりやっていました。高校では主将を務め、全国学生選抜大会では団体戦で優勝を果たしています。四つの大学からオファーがかかりました。ところがその頃は、ほとんど歩くのがままならないくらい酷い腰痛で、足を引きずって歩く状態でした。

今から思うと、身体のことを勉強してわかってきたことですが、練習がきつくてそれが嫌で腰痛を起こしていたように思います。

こんな身体では空手もできないということで、大学も行かず空手も止め、鍼灸師になろうと思ったんです。

——チャンピオンという輝かしい実績を持ちながら、空手の道を諦めるのは辛かったのではないですか。

――もう身体が悲鳴を上げていましたから、諦めざるをえませんでした。

鍼灸師になろうと思ったのは、空手をやりながら鍼の先生やいろんな治療院にお世話になっていたからです。

それに、人の技を盗むのが上手で、学生時代、体育の時間になると、僕に治療してもらいたい人が並ぶくらいになっていたということもありますね。

鍼灸接骨院に弟子入り

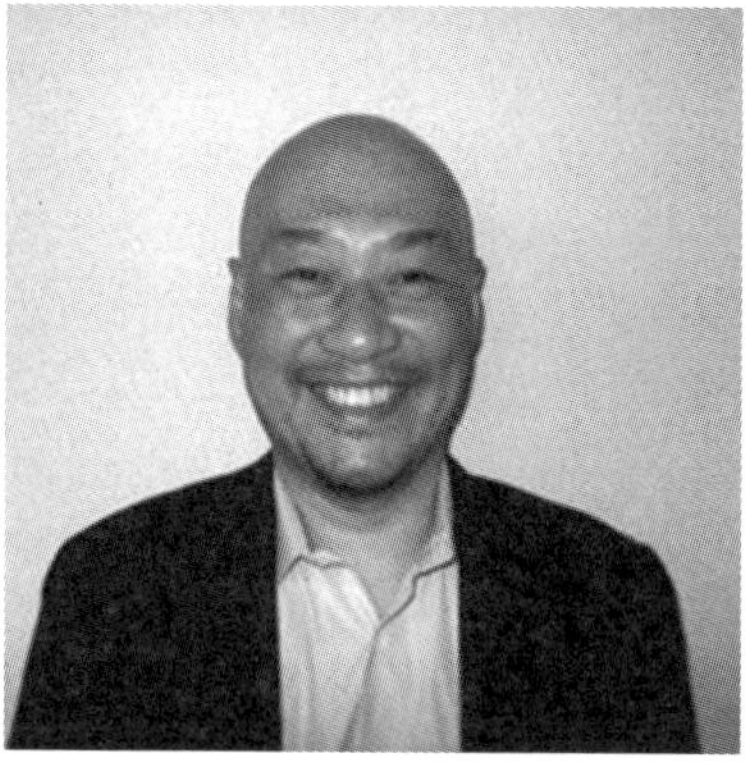
岩本直己氏

――自分が治療を受けながら、その方法を吸収していったんですね。

それで鍼灸師の学校に入ったんですか。

――当時は、今と違って鍼灸の学校が少なく、紹介がないと入学できませんでした。それで、お世話になった治療院の先生に弟子入りしたんです。

普通ならそこで何年も修業して、資格をとってということになるのですが、僕はとれませんでした。

十八歳から二十一歳までいたのですが、技術は盗むことができても、理論的に説明しろと言われると、それができなかった。先生の言っている言葉の意味が理解できないのです。

空手しかやってこなかったから……それくらいアホでした。

師匠からも「君は鍼灸師にはむいていない」と言われ断念しました。

――技術はあっても資格がとれない。悔しいですね。

それでどうしたんですか。

――空手ばかりやってきて、人の言うことはきかない。どこも勤まらないとわかっていても仕事をしなければなりません。

いろんな職業につくのですが、どういうわけか、ひきつけを起こす。突然倒れたりして、仕事を続けられなくなってしまったのです。

不思議なことに、治療家の道に進むと、それが出てこない。なんともないんです。

――そんなことがあるんですね。

カイロプラクティックの道に

――それで二十一歳からカイロの学校に行くのですが、その学校で出会った先生が良かった。十年くらいかかって修得する技術を二年で修得させてもらったのです。

僕にとって、その出会いが一番ラッキーだったかもしれませんね。

授業料を稼ぐため整形外科にも勤めました。整形外科では、マッサージ室を全部任されました。

身体の不調を持った患者を治療するのですが、今まで二十人くらいだった患者さんが一五〇人も来るようになったのです。

——それは凄いことですね。

——二十三歳で卒業するときには、カイロプラクティックの技術をほとんど身に付けていました。ですから僕も天狗になっていましたね。

自分でやったらいいと思って開業したんです。

——うまくいったんですか。

——うまくいくはずもなく、毎日悩み、お蔭で髪が抜け落ち丸坊主になってしまいました。

——整形外科の看板、信用があって患者さんが来ていたんですね。

——そうなんです。看板というのは大きいですね。

でもご縁だけでやろうと決めていましたので、何の宣伝もしませんでした。今もそのやり方で、ホームページも一切作っていません。

それでも少しずつ患者さんが来るようになり安定していきました。

――良かったですね。

アメリカでカイロ技術を深める

――なんとか食べられるようになって、生ぬるい生活をするようになりました。こんな生活をしていてはいけない。アメリカに行って自分の技術を試してみようと思って、三十歳のときアメリカに行きました。

――勉強ができないと言っていましたが、英語は話せたのですか。

――話せません。それでスーパーの店頭に「空手教えます。英語を教えてください」という貼り紙を出させてもらいました。

子供が十人もいる大きな農場の人から「家《うち》に来てくれ」という電話があって、空手を教えながら英語を学びました。

一旦、カナダに行き英語学校に入って、再びアメリカに戻って、ローガン大学で勉強ができる機会を得ました。カイロの世界では、タフネスというアメリカではメジャーな技術を習うためです。

そこで、顔面神経麻痺について学会で発表することになって、日本語で書いたものを全部英語に直して、発音も指導してもらって発表して賞をとりました。

――凄いですね。

――凄いかどうかはわかりませんが、一年経ってアメリカに残って大学に入り直そうと思ったら、ドクターが「君は大学に入る必要はない。日本に帰るべきだ」と言われ三十一歳で帰国しました。

その当時、多くのアメリカ人を治療していました。

柔道整復師を取得

日本に帰ってきてから柔道整復師になりました。

二〇〇三年、柔道の世界大会が大阪で開催されることが決まり、選手のトレーナーとして入ろうとしたら、免許の問題で少し、もめたことがきっかけです。ならば免許をとったらいいんだと、本当に軽い気持ちで柔道整復師をとることにしました。

――簡単にとれたんですか。

――簡単じゃなかったですよ。国家試験で大変でしたが、なんとか合格しました。

柔道整復を学んで骨接ぎの凄さがわかり、中山予防医学研究所（大阪市）の中山先生が主宰する中山塾に入らせてもらいました。

その縁で、僕が錬堂先生に中山先生を紹介しました。

錬堂氏との出会い「君、何してる?」

――錬堂先生とは、いつ頃出会ったのですか。

――二〇〇五年、今四十五歳なので、三十六歳のときですね。

――そのきっかけは?

――昔からお世話になっている出路雅明さん（ヒューマンフォーラムの会長）の首を治したことが縁で、その会社の社員の健康管理をやらせてもらっています。

その出路さんが西田塾をやっている西田文郎先生と「アホ会」というイベントに呼んで頂き、そこで出路さんから「怪しい人がいるで、人の身体を治すし今度紹介するわ」と言われていた。

会場に行くと全然知らない変なスキンヘッドのおっさんがこっちを見ている。なんや、この人はと思っていた。

「君、何してる?」

「治療家です」

「僕の技術を全部、君に教える」

ぱっと錬堂先生が僕に言われた。紹介もされていないのに、です。

なんか怪しい人だなー　と思っていた。

そして出路さんから紹介してもらったというのが最初の出会いです。

——誰かもわからないのに「僕の技術を全部、君に教える」と言うのは凄いことですね。

こんなに自分の技術を全部教えていいのか？

その時、僕も弟子が何人かいたので、友達の治療家も呼んで勉強会を一回やって下さいとお願いして開いてもらった。

顔診法とか痛みの取り方とか、いろいろと教えてくれる。

治療家というのは、自分の技術を教えるということはまったくしない。

こんな全部教えていいのかなと思いました。

それで、どんどん好きになっていく。

お金で動かない。身銭を切ってでも自分の伝えたいことを伝えていく。

そういう点が僕は大好きです。

錬堂先生が触わると身体が熱くなる

——今までの話で、岩本さんは相当の技術を持っていますが、それでも錬堂先生を好きになったというのはどうしてですか。

——僕のモットーは「痛みを追いかけない」ことです。それを一番にしています。

痛いところはあまり触らない。錬堂先生もそうです。

痛いところとは別のところを触って、患者さんが一番に痛がっているところの痛みをとっていく。痛いところを触れば触るほど治らない。

痛みは痛みでとっていかなければダメですけど、身体の機能向上を図るためにどうしたら良いかを考えてやっている。

錬堂先生に触ってもらったら、カーっと身体がもの凄く熱くなるんです。

それだけ免疫力は上がるということですが、実は体温を上げるというのは、人間にとっての永遠のテーマです。

昔の日本人の平均体温は三六度八分だったのが、今は三六度二分になっている。

三五度台の患者さんがいっぱいいて、いつも寒いと言う人がいる。そういう人は、免疫力も基礎代謝も落ちます。

一つは添加物、そして運動不足。運動不足になって使えていない筋肉に滞るというものです。

悪いのは出さないとダメです。

錬堂先生が押さえるところは、全部、滞っているところです。

それをとるというのは素晴らしいことです。

「なんかわからないけど、ここを押すといいんだよね」と教えてくれる。感覚的にわかるということですが、それが凄い。

そして僕にとって、それが今まで勉強してきたことと結びついて、自信になり嬉しいのです。

技術を見せ合うトリートメント・ラリー

治療家は自分の技術を出さないものですが、錬堂先生と出会って一緒にトリートメント・ラリーというのをやり始めました。

自分が勉強したいので、凄いと言われる先生を招いて、患者さんの痛みをどうとるか、お互いに見せ合って勉強するのです。

トリートメント・ラリーはからだ会議や伝統療法カンファレンスなどのイベントのメインのプログラムになっていて錬堂先生も自ら出ています。

――それは治療家にとっても患者さんにとっても素晴らしいことですね。

国の医療費削減にもなりますね。

——そうです。

実は、自分で自分の痛みをとるというのも永遠のテーマです。

これは絶対的に必要なことです。

それを錬堂先生は教えているわけですので、大きな役割を担っていると思います。

——錬堂先生が「自分の身体は自分で守る」と言われていますが、それは永遠のテーマなんですね。

——それと自分の身体を自分で守るには、皆さんが運動をするようになればいい。

和合医療学会でもロコモティブ・シンドロームと言って運動器などの筋肉の老化や加齢で病気を引き起こすと言われています。山に登ったり、運動をしたり、治療だけではなく日常生活で高強度のトレーニングの実践を呼びかけています。

僕も治療のほか酵素を使って腸の環境を整えることや、息吹体陽法で悪いものを排泄するとか、温泉療法とかをやったりしています。

——目指すところが高いですね。

ところで錬堂先生に何か言いたいことはありますか。

「早く錬堂さんを伊豆に帰すように」

——僕の夢枕に誰かが来て、「早く錬堂さんを伊豆に帰すように」とあんたが言いなさいと言われました。

「早く錬堂さんを伊豆に帰すように」と出てきたよと言ったら、「お前がもっと手伝えよ」と言われてしまいました。

錬堂先生には神がかり的なこともあるし、錬堂先生しかできないこともある。錬堂先生と同じことをやってもできないと思います。

治療院を構えることと、年間三〇〇日も旅をしていることとでは、やることの役割が違いますが、伊豆で錬堂先生のやりたいことができて少しでもお手伝い出来たらと思っています。

——今日はありがとうございました。

「実は私、座って立つときに腰が痛むんです」

「ちょっとやりましょうか」

治療をやっていただくというおまけつきの取材でした。

もちろん腰はすっきり、歩きも軽快になりました。

コラム　体温を上げる

天城流湯治法の指導者育成セミナーに参加して、体温が上がったという女性に話を聞くことができた。

「私、ガン体質だったんです」

体温の低いことがその主な理由だったらしい。

彼女の通常の体温は三五度二分、朝低い時には三四度八分と言うから相当に低いことになる。

そんな彼女にガンが見つかった。まだ二十代、結婚して三ヵ月目、しかも数日発見が遅れたら……という末期だったと言う。

幸い手術と投薬で……治療は相当に辛かったそうであるが、助かった。

「なんで自分はこういうことになるんだろう。どうすればいいんだろう」

と勉強を始めた。その中でローフードに出合った。

かなり真面目に続けたらしいが、身体の冷えはなかなか改善しなかった。

そんな時、アメリカでヒーリングセラピーをやっている日本人のブログを見つけ、「日本人なら体質的に発酵食品を食べないと」という言葉に納得、そして「自分の人生の意味が少しでもわかれば」と思ってヒーリングの勉強を始めた。

その後、そのアメリカに住む日本人が、錬堂氏のセミナーを開いているとブログにアップした。

その紹介文を読んで興味を持ち、錬堂氏の半日のセミナーに出てみた。

この時は小顔になる実演を自らも体験し、「確かに小さくなっている」と鏡を見て驚いたと言う。セミナーの後、個人セッションも受けて第四十期の天城流湯治法の指導者育成セミナーに参加することになった。

セミナーでは、錬堂先生が受講者の身体を使って手法を指導する。二泊三日の間、彼女もいろいろとやってもらった。それによって彼女の身体は元の状態（健全に）戻っていったのであろう。

いよいよ最終日、

「先生、どうも私の体温が上がっているみたい」

「測ってみようか」

ということで体温を測ってみた。

なんと三六度七分あった。

それ以後、彼女は自分の身体は自分でケアしながら、三六度二分は保っているという。

ちなみに彼女の天職は歌手、今は会社勤めをしながらであるが、ヒーリングセラピーと天城流湯治法をやりながら「私の歌を聞きたいという人がいる限り歌い続けたい」と語っていた。

あれから…日本全国に…世界中に発展して…

錬堂氏にとって忘れられない人がいる。名古屋に住む荒井和則さんだ。

その思いを今年（二〇一四年）に入って、フェイスブック（FB）で披露している。


荒井和則君とは、二〇〇六年の暮れに、運命的に出会った。

二〇〇七年一月から二〇〇九年の二月まで、いつも一緒に日本中を旅していた。年間七万五千キロ以上、二年間で十八万キロ走った。


お金も無いので野宿しながら……

北は北海道から南は沖縄まで……

彼と一緒にいるときに、私は荒井ちゃんに
「荒井ちゃん、ありがとう、私の一生の中で一番の思い出として残るよ」

と言っていた。

あれから……日本全国に……世界中に発展して……毎日感激する日が巡っているけど、あの二年間は……忘れない。

美しい日本の景色を見、美しい人々の心を感じ、素晴らしい日本の文化に触れながらの旅。そのときの様子を荒井君が、ＦＢ（二〇一四年一月四日）で書いてくれた。

今でも……その時の会話は……私も覚えている。

（荒井和則君のＦＢより）

杉本錬堂さんと日本を回っているときに、朝焼けの富士山を車の中から観たときの話。

錬堂さん　「この日本は美しいなぁ」

私　「本当！　美しいですね。美しい所は日本には沢山ありますよね」

錬堂さん　「そう！　そして美しいと思う気持ちが大切なんだよなぁ」

私　「そうですね」

錬堂さん　「地球ってどうして出来たかわかる？」

私　「ん　？　？　？」

錬堂さん　「宇宙の一ヵ所に思いが集まって、その思いに物質が集まって、星が出来て、その星の一つが地球だよ。だから『美しい』『素晴らしい』『しあわせ』など、いい思いを出すことが大切なんだ」

私　「…………」

錬堂さん　「この地球が無くなっても、いい思いが残れば、またこの星は出来るさ」

私　「この地球は無くなるのですか！」

錬堂さん　「分からん！　でも無くなっても無くならなくても、今、自分に出来ることをやるだけさ。身体を整えて、いい思いを出して行こう。そして目の前に現れる人の痛みが少しでも和らげればそれでいいよ」

私　「そうですね。身体を整えて喜びのエネルギーを出し続けていこう！　喜びのエネルギーが地球に満ちた時、面白いことが起こりそう」

錬堂さん　「その前に自分自身が喜びに満ちないとね」

私　「そうですね」

——荒井さんとの出会いをきっかけに、全国から、そして世界へ広がっていることがわかる。そして日本、さらには地球の話となり、それが自分自身の生き方につながっている。視点は地球全体——いや宇宙全体かもしれない——に向けながらも、行動としての原点を自分自身の生き方に置く。理想家でありながら現実家、なのかもしれない。

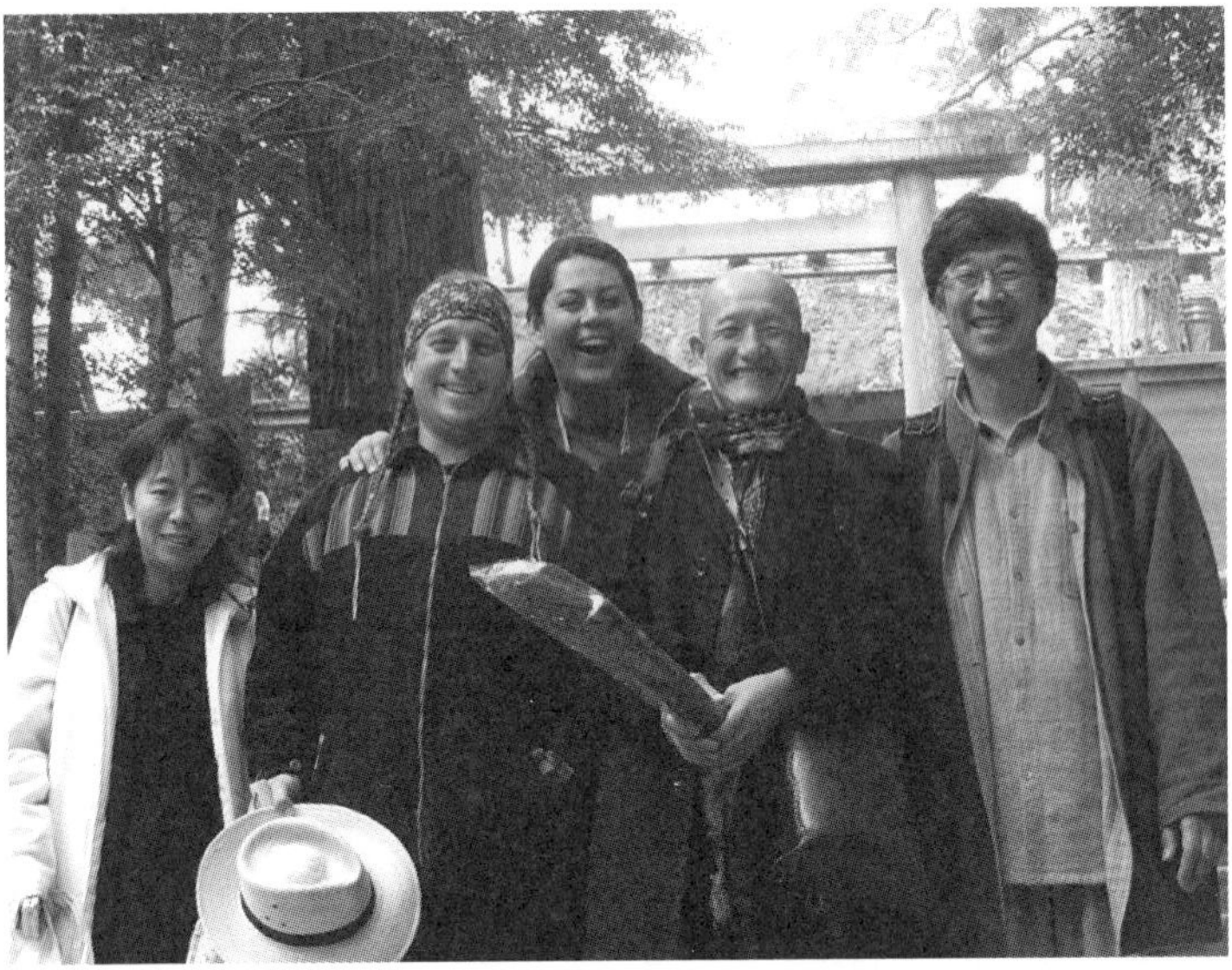

右から　荒井和則氏　杉本錬堂氏

こういう話に私は、たまらなく惚れ込んでしまう。

やはり錬堂氏はただ者ではない。

荒井さんは錬堂氏について、どんな話をしてくれるだろうか。

二〇一四（平成二十六）年二月二十六日、荒井和則さんのご自宅を訪ねた。

世界を駆け巡って活躍する錬堂先生は僕の誇り

自己整法主宰　荒井和則

今の生き方でいいのか、会社を辞めて日本全国を回る

最寄りの駅まで迎えにきてもらい、ご自宅に案内された。

一歳の赤ちゃんが一緒だった。

荒井さんは今、五十五歳、「この子、荒井さんの子供なのかな」と思いつつ、聞いてみた。

「結婚、遅かったんですよ。結婚できるとは思ってはいなかったけど、赤ちゃんまで授かって本当にありがたいと思っています」ということだった。

「コーヒー飲みますか?」

「はい、お願い致します」

――早速ですが、二年ちょっと、錬堂先生と全国行脚をしたということですが、そのときは何をしていたんですか」

——無職です。

十八歳のときに父親を亡くしたこともあり、ひたすら仕事に打ち込んでいました。三十四歳で日創研に行き、自分の内面に大きな変化があり、そこで出会った人にいろいろ教えていただきました。その中で「このままでは地球は終わってしまうかもしれない？」ということを聞き、本当だろうか？　という疑問を抱くようになりました。

そんなことを考えているときに、僕が教えていた部下が事故で亡くなってしまったのです。大きなショックでした。もし日創研のセミナーを受けていなかったら、私自身責任の重さを感じてどうなっていたかわかりません。

そのときに思ったのは、自分でやれるだけのことをやろうということでした。ちょうどその頃、高木善之さんと出会って、環境問題の根本は経済の拡大だという話を聞き、「そうだな」と思いながらも、本当だろうかという疑問もありました。

自分の目で確かめてみたい。

そんな気持ちが強くなって仕事を辞め、日本全国を自動車で回ったんです。手持ちのお金を全部使ってしまいましたね。

——凄い決断ですね。普通なら、辞めたいと思っても辞められないですよ。

——自分を変えたいという思いもありましたからね。

肩甲骨の痛み解消、錬堂先生の事務局をやることに

――仕事を辞めて、日本全国を回ったということですが、他に何かやることはあったのですか。

――環境問題をきっかけに会社を辞めたこともあるので、それにつながるガイアシンフォニーという映画を上映する活動や、小林正観さんの思想を広める活動に参加しました。どちらも全国規模の展開ですから、ちょうど僕の動きと合っていたんですね。

そんな僕の動きを知った「うさと」という天然素材を活かした服を販売している中村さん（通称中ちゃん）が、僕を訪ねてきました。

お店を持たずに展示販売をしているので、全国に知り合いがいるなら紹介してほしいということでした。

「うさと」というのは、手つむぎ、手織り、天然染めの布に〝宇宙の法則〟をデザインした「いのちの服」を作っており、自然をまとうような心地よい服です。

結構、僕も販売に協力できたと思っていますが、その展示販売の場に実は錬堂先生も来ており、人の身体のケアをしている姿を見ています。

二回目に会ったとき、僕は肩甲骨が痛く定期的に整体に通っていましたので診てもらい

ました。

腕を骨折した部分があるんですが、「お前の痛いところはここだ」と言ってそこを押されたんです。

「えーー」と声を上げるくらい本当に痛かった。

それっきり、整体に行かなくても良くなりました。

そのすぐあとに「うさと」の忘年会があり、中ちゃんが突然「錬堂先生の事務局をやりなさいよ」と言ってきたのです。二〇〇六年十二月のことです。

それで二〇〇七年一月から、錬堂先生と行動を共にすることになったというわけです。

行政中心の活動から個人相手の全国行脚へ

――まだお互いがよく知らないのに、両方ともよく決断しましたね。

――抵抗はなかったですね。縁というものかもしれません。

――それで全国行脚が始まるんですね。

――この頃錬堂先生は行政と組んでやっていました。それを見て「役所の人が動くわけがない」と思いました（錬堂先生は役所でも人だから動いてくれると言っていましたが）」。

それで中ちゃんと同じように、草の根的な運動を提案したわけですが、僕はそれしか思い

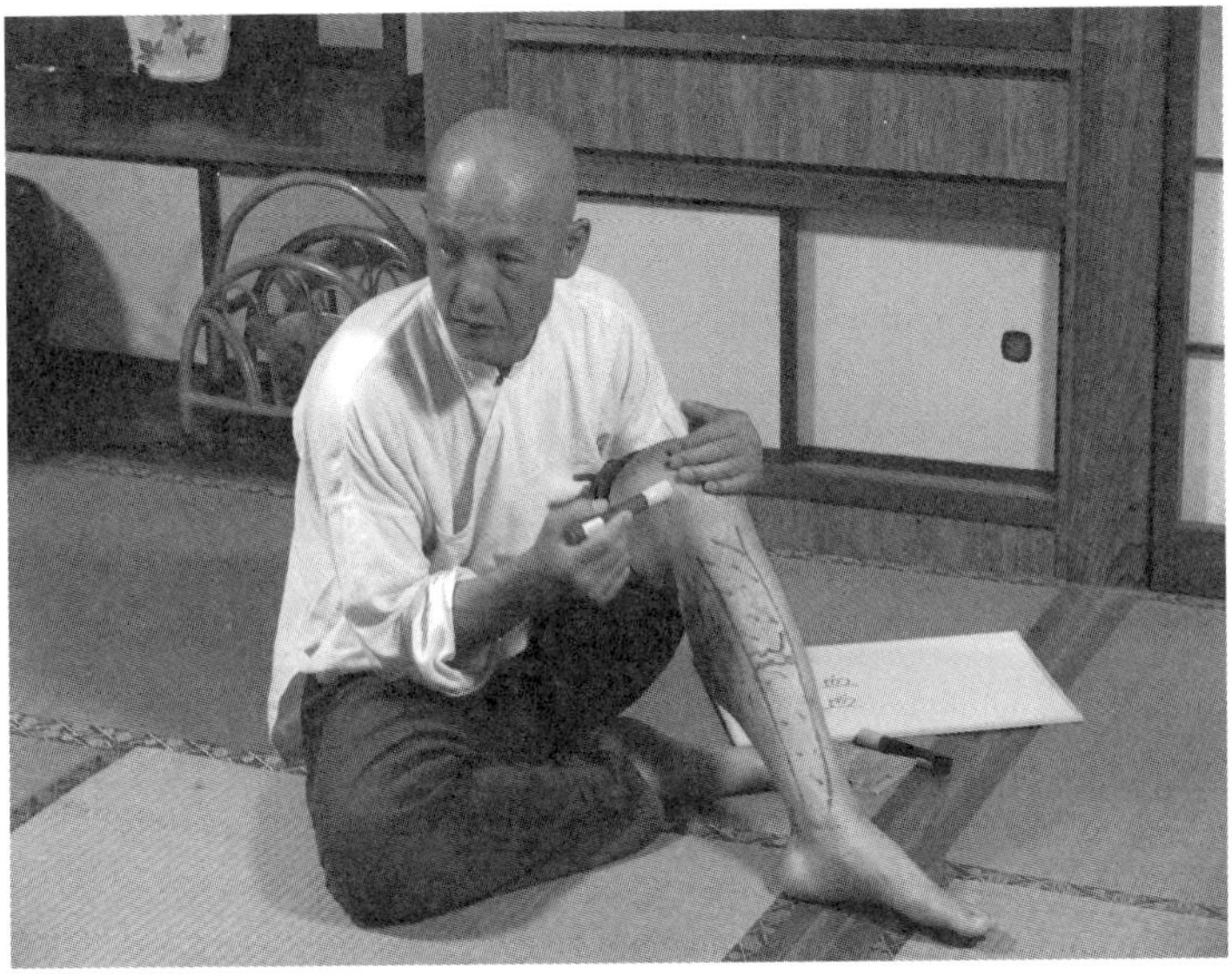

2007年7月　鹿児島でのセミナーにて

浮かばなかったというのが本音です。

　全国に知り合いがいましたから、そこに連絡してセミナーを開いてもらったわけです。

　錬堂先生も辻説法みたいで、このやり方もいいと言ってくれていました。それをステップとして今はお弟子さんを育てていくと。

——最初は相当苦労されたそうですね。

——お互いお金もなく、寝泊りは半分は野宿、半分は友達の家といった感じでした。

　ホテルに泊まれたのは、ほんの後半です。

——それについて錬堂先生が、こんな話をしていました。

荒井和則君と全国を回るようになって、強烈に印象に残っているのが鹿児島。

行くだけでも五万くらいかかる。

その時は金がなく、家の電気代が払えない状態だった。

「もう電気が止まるので、なんとかしてよ」

とカミさんに言われ、直接電気会社に電話した。

なんと電話口に出たのは、たまたま空手の弟子だった。

「なんとか頼むよ。もう一ヵ月待ってくれ」

「ダメですよ、できません」

「そこを何とか頼むよ。本当に頼むよ」と頼み込んで電話を切った。

そんな苦労して鹿児島に行ったけど、受講者は三人だった。

それでもニコッと笑って、来てくれたことに感謝してセミナーをやった、なんて。

——その通りです。できるだけ安く行こうと途中は船を使いました。


見よう見まねの施術で松葉杖がいらなくなった

——ご自分で、何か印象深いことはありますか。

――錬堂先生と回り始めて二～三ヵ月くらいのときです。友達と会うことになって待っていました。彼女は足が悪くて松葉杖をついてきたんです。少しでも楽になればといいなと思って、錬堂先生のやり方を、見よう見まねでやってみました。

十五分くらいやったと思います。なんと帰るときには、松葉杖を使わないで歩いたんです。僕にとってはまさかの出来事、自分でもできるんだと思いましたね。

車での寝泊りのお陰で美しい自然を体感

――フェイスブックに投稿しているような美しい景色はよく見たんですか。

――車で寝ていると、五時とか早いときには四時とかに目が覚めます。セミナーはほとんど午前十時からやっていましたから、それまで時間があります。

近くの山に行って一汗かくんです。

朝日を拝んだり、自然の美しさに触れることができました。

これは本当にいい体験でした。

見た者しか感じることができない味わいですね。

自然の中にいると自分の身体も整ってくる感じがします。

そんなとき錬堂先生が、よく口に出していた言葉があります。

「この星は美しい。

思いが集まって地球もできている。

思いは残る。楽しいこと、美しいことを出し続けて行こう」と。

僕は最初、一緒に回りながら、自分の身体は自分で整え、膝や腰の痛みがとれればいいな、くらいに思っていたのですが、錬堂先生はもっと大きな思いを持ってやっているんだなあと考えを改めました。


錬堂先生は山登りが好きで、伊豆にいるときには毎日登っていました。

錬堂先生の登り方は、その日の気分によって変わります。途中で引き返すこともある。

体力は凄いもので、本気を出すととてもついて行けません。

伊豆に小錬堂さんというパン屋さんをやっている人がいて、二人で富士山に登ったときの話を時々するのですが、三時間か四時間で登り、帰りは一時間で戻ったそうです。

錬堂先生が本気を出したら本当に凄いんです。ポテンシャルが相当に高くなりますね。

僕より十歳、年上ですけど。まるで敵いません。

宇宙、自然、天などとの交流なのか

錬堂先生の場合、腕のほうは抜群なので、体験した人は誰もがその力に驚きます。
ですから腕については、皆さんがすぐに納得します。
一緒にいると、それとは別な錬堂先生を目にすることがあります。
滝行とか水行をよくするんですが、僕にとっては苦行です。
しかし錬堂先生にとっては楽行なんですね。
川があるとすぐに飛び込む。そんな錬堂先生も目にしています。
また神がかりというか、それに類する出来事もあります。
奈良県天川村にある龍泉寺でのことです。
一三〇〇年の昔、大峯山の開祖、役《えん》の行者によって草創された名刹です。
山の麓まで来た時「来た、来た、来た」と錬堂先生が声をあげたんです。
僕は何にも感じません。
先生は何かを感じたのでしょう、静かに涙を流したんです。
錬堂先生が涙を流すなんて本当に珍しいこと。
山の精霊が、先生に何かのメッセージを送ったのかもしれません。

こんな出来事もありました。

浜松にある火の神様、秋葉神社でのことです。

参拝するのにいつも車で行っていたんですが、今日は下から歩いて行こうということになりました。雨が降って登れなくなった。

ちょうど屋根があるところがあり、そこで休んでいたんです。

僕は眠っていてわからなかったのですが、カミナリが落ちたらしい。

「これは凄いぞ」と言っていました。

カミナリで何か大きなパワーを得たようなのです。

実際、パワーが上がっていました。

しかし、施術でこのパワーを使うことは本意ではない。

「自分の身体は自分でケアする」ことは違う。

ということで、その後は封印したと言っていました。


——こうした体験を聞くと、錬堂先生はやはり普通の人とは違いますね。神様からと言うか宇宙からと言うか、何かから力を得ている。そういう人なんですね。

いまカミナリの話がでてきましたが、現在錬堂氏が自伝として書き進んでいる、『「神々の試練」——世界のシャーマンに認められた男——』の中に出てきます。

やがて自伝として出版されることになっていますが、一足先に本書で紹介したいと思います。

秋葉神社の雷に打たれる

浜松の坂本さんが年に何回か健康セミナーを開いてくれる。

浜松に行くと神社好きの荒井ちゃんが秋葉神社に案内をしてくれるのだ。

荒井ちゃんは自分の行きたいところがあると、その地域の人に連絡をしてセミナーを開催してもらえるように計画する。

特に神社は大好きで、宮司にでもなればいいのにと思えるほどだ。

その荒井ちゃんがすすめる浜松近辺の神社が秋葉神社。

秋葉神社は天狗の神社で浜松の市外から車で一時間半ぐらいかかる山の上にある。

神社の狛犬も豹のようで面白い。

一回目に行った時、参拝が終わり、下山しているとき手の指の先から十センチぐらいフワフワしたエネルギーが出ていて、その日のセラピーの効果が高かった。

二回目はその事を意識していたので、下山した時　手の指の先から二十センチぐらいのピリピリしたエネルギーが出た。その日のセラピーは一回目よりさらに効果があった。

そして三回目を行こうということになった。

初日の坂本さんのセミナーが終わり、翌日は午後からということなので夕方、車で秋葉神社に荒井ちゃんと二人で向かった。

雨がポツポツと降っていてどうなるのだろうと思いながら、暗くなり始めた道を秋葉に向かった。

二回の参詣は車で山を登り、神社の近くの駐車場まで行ったので歩く距離はそんなに無かったが、三回目はどうせ行くなら、ふもとから山道を歩いてお参りしようと決め、ふもとの駐車場に車を止めて野宿して朝早く行きましょうということにした。

参道入り口と書いてあるところから左に折れて坂を下ると川があり、その傍に海の家のような「川の家?」、板の間になっていて屋根もある、雨が降っているのでどうしようかと思っていたが……これは好都合だ。

「ここで、寝袋で……寝よう」と決まり、寝た。

ザーーーッ　雨の音で目が覚めた　「何時だろう？」携帯で時刻を確かめたら四時だった。

「雨かあ!!」

荒井ちゃんが「ん？？」と目を覚まし、「どうしました？」寝ぼけながら聞いた。

「雨だよ、荒井ちゃん、タイムリミットは何時なの？」

「うーーーん、登って降りて二時間だから……六時でギリギリかな」

「分かった、もう一眠りしよう」

再び目を覚ましたのは五時だった。

雨はさっきより強くなっていて、あまりの強い雨だったので、寝袋をかぶって板の間に座り、その雨を眺めていた。

この雨が大地を潤し、作物や自然を育て、空気を浄化し、きれいにしていくんだなあ……そんな事を考えていた。

その時、パーーーンと鼓膜が破れると思えるほどの音と共に、周りが真白くなって身体に強い衝撃を受けた。十メートルくらい先の地面に火が竜の口から出るように走った。

一瞬、何が起きたのか呆然とした。

その時、荒井ちゃんが「どうしたんですか？」と目を覚まし、寝ぼけた声で言ったので我に返った。

「荒井ちゃん……カミナリが目の前に落ちたんだよ」

「そうなんですか」

目をこすりながら悠長に答える。

なんてお気楽な人なんだろう……この荒井ちゃんって人はと思った。

寝袋から身体を出して立った。

「エッ指先に触れるものが……」

「手を見たけど……何もない」

が指の先から一メートルぐらい、何かがあるのだ、まるで映画の〇〇のように、光のソードみたいに。

「何だろ？……」


結局、その朝は雨がきつく、雷も凄かったので秋葉神社には行かずに、私と荒井ちゃんは今日のセミナー会場である浜松市内の坂本宅に向かった。

私は助手席に乗りながら、指先に一メートルぐらいのフワフワした不思議なパワーを何回も確かめながら……。

坂本宅に着くと坂本さんが、今日のセミナーは午前中だけで人数は十八人だと言う。

八時に坂本宅に着き、朝食を頂きながら自分の身体の状態をチェックしたが、味覚も指の感覚も身体の動きも変わらず絶好調。

九時半を回った頃から、ぞくぞくと参加する人が集まってきた。参加する人を見てみると足を引きずってくる人、腰が曲がったままで部屋に入ってくる人、腕を支えて貰って来る人、「なんだか今日は、相当に具合の悪い人が多いぞ」と感じた。

セミナーは十時から始まった。

主催者の坂本さんが
「本日は錬堂さんの健康教室にお集まりくださり、ありがとうございます」

挨拶をしたあと
「では、この人から順番に診てください」

「エッ、自分の身体は自分で治していくことを教えているのに……個人的に対応しないといけないの？」

そうか、そういうことだったのか。いつもより具合の悪い人が集まっている。それも個人個人で悪いところが違っている。

今日の午前中のセミナーは、一般的なセミナーではダメだということか。

「判りました、では先に具合の悪いところを改善してからセミナーに入ることにしましょう」と言って、

「では誰からいきますか？」

目の前にいた人に「あなたからでいいですか？　どんな状態ですか？」

「肩が痛くて上がらないんです」

「そうですか」と言って人差し指の先で肩に触れた。一瞬だった。「どうですか？」

「痛みが無くなり、上がりました」

「次の人は？」……「腰が痛いんです」その人の腰に人差し指で触れた。

「どうですか？」……「痛くなくなりました」

「次の人は？」……「ひざが痛くて、立てないんです」ひざに人差し指で触れた。

「どうですか？」……びっくりすることにアッと言う間に立ち上がったのだった。

自分でも、どうなっているのか？　判らなかった。

十八人は三分もかからずに全員が改善した。

会場は大騒ぎになって、ざわついた。

ざわついたみんなが落ち着くのを待って、

「良くなりましたね、でもね、今みたいに治ったとしても、私がいなくなったら、どう

しますか？　困るでしょ」

「だから!!　今から、自分で治す方法を覚えるようにセミナーをしましょう」

皆が納得してセミナーを開始しようとした時、一人の女性が前に出てきて、

「あのう、先生、ひじの痛みは治ったんですが……胸がいつも苦しく、重いんです」

「だから……今から、それを自分で治すための事をするんだけど……」

それでも彼女は食い下がり、

「でも、今、やって貰いたいんです。願いします」

「仕方がないなあ」と思って、「押すのはここですよ」と人差し指を右胸に当てようとした。

その触った瞬間、「ボクンボクン」といやな音がした。

「折っちゃった」

「折っちゃいましたよね？」

「はい、折れました」

後頭部に冷たい緊張感が走った。

胸がバクバクする。

「やっちゃった……とんでもないことになったぞ」

頭の中がジーンと音を立てて真っ白になった。

そのあとのセミナーは、もうグチャグチャで何をしたのか覚えていないぐらいに頭の中は混乱した。

セミナー終了後、そのショックで混乱していて、皆が帰り始めて、はっと我に返った。

その人の状態が心配で探したが、その人の姿はなく、どうしていいか判らず主催者の坂本さんにその旨、話をして、浜松から伊豆に向かって移動した。

翌日から仲間三人と伊豆の御蔵島に、プライベートでドルフィンウォッチングに行くことになっていた。

御蔵島は島の周りにイルカが二〇〇頭以上生息していて回遊しており、その群れの前に足ひれとマスクをつけて水中に飛び込んでイルカと泳ぐのである。

今回で二回目だ。

ありがたいことに今回は、前回よりも多い七十〜八十頭のイルカ達と泳ぐことができた。

仲間三人で、そんな楽しい旅の筈だが、骨を折ってしまった人のことが脳裏から離れず、沈んだ気持ちも交じって芯から楽しめなかった。

ドルフィンウォッチングの旅は三日間だった。

その間、考えたことは「人を治すと言うのに」、「人の身体を壊すなんて」私はこの仕事をやる資格がないということだった。

三日目の朝、「もう辞める」と決心した。

――自伝には、こういう不思議な話が幾つも出てきます。

荒井さんの話に戻します。

オーブ（精霊）にも色や匂いがある

――他に錬堂先生と一緒にいて、何か変わったようなことはありますか。

――オーブの話も時々されていました。たまゆらとか精霊とか言われるもので、写真に水滴のような形で入り込んでくるものです。

錬堂先生が言うには、

嬉しいことがあると現われる。

やっぱり匂いも色もある。

白檀のような匂いのするものはいいもの。

白いもので中に模様があったり、黄金色のものもあったりする。

沖縄とか震災の場に行ったとき、写真を撮ると写っている……と。

また、ネイティブとの付き合いもあります。しかも世界の一番上の人ともです。僕の場合、その人達が日本にやってきたとき、運転手としてご一緒させてもらったりしていました。

錬堂先生は、本應寺の和尚の関係でアメリカに行ったときに知り合いになり、ネイティブの会議があるからと誘われると、すぐに乗ってしまう。

——面白いですね。何回か話を聞いていると、そういう場面が結構出てきます。

——それが、錬堂先生の生き方なんでしょうね。

でも不思議なのは、それらが後になって生きてくる。錬堂先生にとって必要だから、そういう出会いがあるんでしょうね。

そして思うのは、錬堂先生はどんな人に会おうが、どこに行こうが考え方がブレない。「自分の身体は自分で守る、整える」というわかり易い言葉で私たちに説明し、美しいこと、楽しいこと、明るいことを出し続けて行く。

それが錬堂先生の行動の原点であり、天城流湯治法の目指すところではないかと思っています。

人が好き、好き嫌いがない

——最後になりますが、錬堂先生のどこに人を引きつける魅力があると思いますか。

——ずっと一緒に行動していてわかることは、錬堂先生は人が大好きだということです。先生を見ていて、人の好き嫌いがない。

自分から嫌わない。なかなかできないことだと思います。

あれだけ懐の広い人は他に知りません。

しかも、面白いですからね。

そこがまた魅力です。

そしてなんと言っても天城流湯治法の威力ですね。

本当に凄い人です。

それに人間には五つのタイプがあって、それぞれのやり方でやっていけばいいと言っていますから、ぶつかり合うこともないんですね。

普通、治療家同士は牽制し合うと思うのですが、技術を高めるためなら積極的に教えます。だから多くの治療家の人達と仲間になっています。

本当に懐の広い人です。

そして錬堂先生と活動を共にして二年ちょっと経った二〇〇九年三月十二日に母が亡くなりました。

それを区切りに錬堂先生との旅は終わりました。

先生のお役に少しでも立ったとすれば最高の喜びです。

そして僕は今、錬堂先生から習った技術を、自己整法と名乗ってやっています。

錬堂先生にお伺いを立てたら「人がよくなるなら、まあ、いいじゃん」と言われて許可を得ています。

――これで取材は終わったのですが、荒井さんは錬堂氏との全国行脚二年の旅を写真に撮って保管していました。今回それを全部お借りしてきました。

これだけで一冊の本ができそうです。荒井さん、ありがとうございました。

追い求めてきたセルフメディケーション
国家財政をも救う天城流湯治法

中山予防医学研究所 所長　湯治師 中山辰也

――鍊堂氏がフェイスブックの「弟子がすげえーシリーズ」で、いわもと接骨院の岩本院長の他に「西の怪人治療家」と書いている人がいる。それが大阪で中山予防医学研究所を開所している中山辰也院長だ。

こう書いている。

――接骨院 中山予防医学研究所（大阪市）を経営する中山辰也氏は、接骨にかけて一万戦練磨のつわものである。

冬にはスキー場にて勤務、接骨のＥＲ（救急救命室）とも言える。

一シーズンで、普通の接骨医の数年分をこなす。

脱臼にかけては彼の独特の技術があり、軽い脱臼ならば、その場で普通の生活ができてしまうぐらい簡単に処置をする。

でも……何で？？　白蛇を持っているのだろうか……

――もちろん錬堂氏は、その意味を知って書いている。私は知らなかった。世界保健機関（ＷＨＯ）の旗には杖に巻き付いた蛇が描かれている。「アスクレピオスの杖と蛇」と言うそうだ。

アスクレピオスはギリシャ神話に出てくる医神、ヘビは脱皮して新しい体を得ることから、健康になる、病気が治ると言ったことを象徴しているらしい。

中山院長のホームページを見ると、お父さんを亡くされたことで、予防医学がいかに大切かを知ったと書いている。白蛇を持っているということは、そんな院長の思いもあってのことかもしれない。

中山院長には、原稿を書いて頂いた。

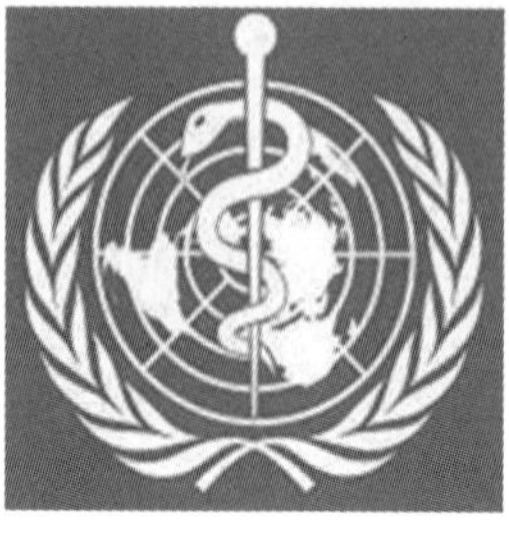

瞬時に痛みを取る天城流湯治法との出会いと学び

私が錬堂先生、そして天城流に出会ったきっかけは、兄弟子である岩本直己先生に紹介されてのことでした。

岩本先生からは「自分の師匠」、「五十肩がその場で改善されないのを見たことがない」と聞かされておりました。

私も治療業界に身を置いて曲がりなりにも二十年以上生きてきました。五十肩がそんなに簡単に改善されるはずがない！　と半信半疑でした。

しかし、岩本先生はいい加減なことを口にするような方でないことを知っているだけに、錬堂先生にお会いしたいという気持ちがどんどん大きくなっていきました。

初めての出会いは路上。岩本先生が主催する治療家対象のセミナー開催前のことでした。

「見るからに怪しい眼光鋭いスキンヘッドのおっさん（笑）」

これが第一印象でした。

しかし挨拶と同時に握手をかわした瞬間、何だかよくわからない大きな力を感じたのは今でも新鮮に記憶しております。

そしてセミナーの中、錬堂先生は次々に、しかも瞬時に痛みを取る術をデモンストレーションされました。

私を含め、医療系国家資格という紙切れにぶら下がって勝負してきた治療家と呼ばれる人々の鼻を、簡単にへし折ってしまった、というのが正直なところでした。

私は天城流湯治法により「痛み」を瞬時に取るその術に、大きな関心をもちました。

それ以上に感銘を受けたのは錬堂先生の考え方。それはセルフメディケーション、つまり「自分のからだは自分で治す」ことに主眼を置いた指導をされていることでした。「ほねつぎ」の世界に飛び込んで二十数年、セルフメディケーションを追求し、ありとあらゆる治療法、そして数知れない有名・無名治療家に出会ってきましたが、受身的な施術と患者を依存させることに終始し、医は、「仁術」ではなく「算術」主導の域を出るものはほとんどありませんでした。

その後間もなくして錬堂先生に師事し、天城流湯治法を学ばせていただくことになったのです。

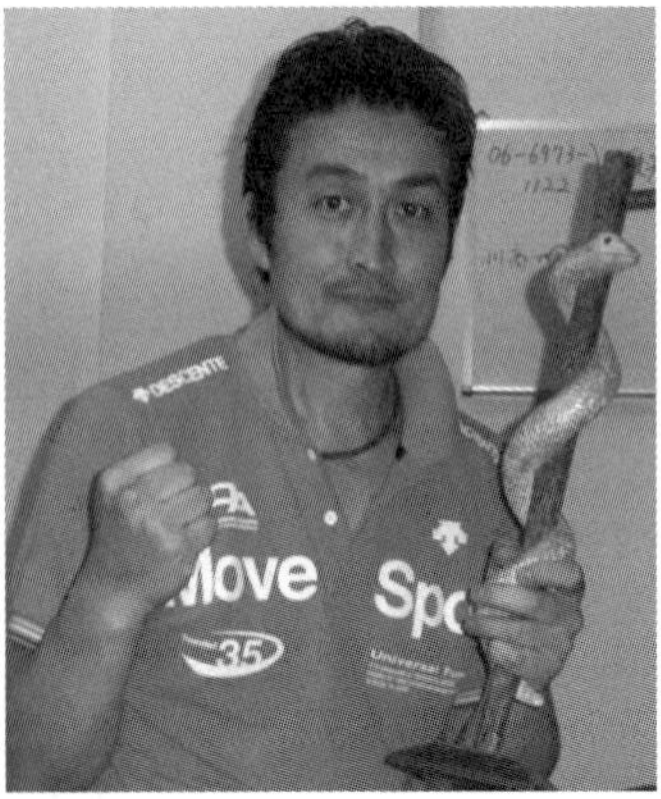

中山辰也氏

優しさと厳しさが同居
知るほどに奥が深い錬堂先生

天城流湯治法を学び始めて錬堂先生という人物が見えてきました。

というか益々よくわからない人物だと気づきました。

元自衛隊？……

元パティシエ？　……チーフ？　と呼ばれている……

世界中に弟子が数百人？　……

やはり益々わかりません(^O^)

分からずとも多くの人に「健康」の二文字を与えていく錬堂先生の姿を見ていればどんな人物かが段々に見えてきます。

何故多くの人が錬堂先生の周りに集まるのか？

相手を包み込むような飾らない笑顔の「優」の部分と、ひとたび施術の入ると鋭い眼差しに瞬時に変わる「厳」の一面。その緩急と常にブレない考え、クライアントや私達弟子への心配りや優しさ……それが人々を惹きつけ錬堂ワールドにどんどん引き込んでいくのです。

そして気がつけば、それまで抱えていた痛みや様々な悩みから開放されていくのです。

まさに錬堂ワールドです。


天城流湯治法が捉える痛みの原因とは？　展張痛

これだけ医学・医療が発達した現在においても解決されていない事柄は数多くあります。

そのひとつが「痛み」。

確かにこの数十年の間に、多くの優れた診断機器が生まれてきました。

ほんの数十年前には椎間板ヘルニアの診断はレントゲン上での椎間狭小（椎間板が狭くなった状態、図1）や侵襲（生体を傷つける）の大きな造影剤検査によって行われていました。

要するにレントゲン上では写らない椎間板と思われるスペースが狭くなっていればヘルニアの可能性が高いという判断です。

また、非常に腑に落ちない話ではありますが、切ってみて（手術）判断するということまで行われていたと言います。当然開けてみればヘルニアは無かったということもあったかもしれません。

もちろん医学・医療が発展していく道筋でのお話ですから、そのような経緯があって現在の診断技術の向上という成果があるわけですから、仕方のない部分もあるのは間違いありません。

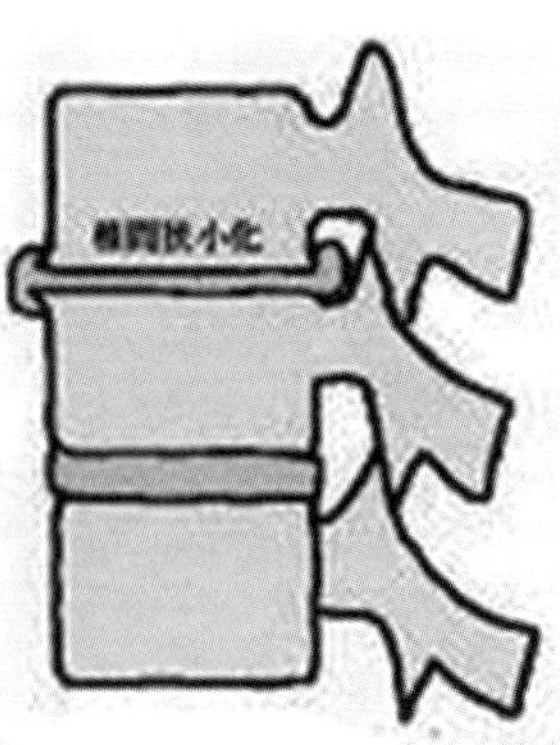

図1

それからＭＲＩなどの画像診断機器の画期的登場により、侵襲を最小限に確実検査が可能となったのです。ＭＲＩの登場で痛みやシビレの真犯人であろう椎間板ヘルニアを侵襲なく、しかも簡単に検出できるようになり、手術により確実にそれを取り除くことが可能となったわけです。

にも拘わらず腰痛や下肢のシビレを訴える患者は減るどころか、増加の一途を辿っています。

なぜでしょう？

答えは簡単。

真犯人が椎間板ヘルニアではないケースが多数存在していることが容易に想像できるのです。つまり、目に見えるものにだけ原因を求めてきたための誤算と言えるでしょう。

例えを変えて説明しましょう。

脳の動脈瘤を持つ二人(Ａさん、Ｂさん)がいたとします。Ａさんは人間ドックを受けた際、動脈瘤の存在を診断されています。Ｂさんは動脈瘤の存在を知りません。

仕事で疲れが溜まり、共に頭痛を感じました。

Ａさんの頭に浮かぶのは「動脈瘤が原因している頭痛」です。大変な恐怖です。

Ｂさんは「疲れたのだから休めば大丈夫」となります（考え方に個人差はありますが）。

この二人の違いは、「目に見えるもの」の存在です。

つまり、腰痛においても同じことが言えるのです。

椎間板ヘルニアが画像診断で証明されれば、「腰痛」という現象と画像上の「変化」をつなげてしまうのは、患者・医療者双方なのかもしれません。

ここ数年行われた様々な統計を見る限り、椎間板ヘルニア、すべり症、変形などが腰痛と無関係に存在する例も多く報告されています。簡単に言えばヘルニアや変形があったとしても、それが原因かどうかは今のところ誰にも　分からないということです。

では痛みの原因はなんなのでしょう？


天城流湯治法では展張痛という考え方を持っています。これは筋肉や腱、さらには靭帯や神経、血管に至るまで全ての組織は繋がりを持っていて、その組織間の癒着《ゆちゃく》や捻れなどが離れた場所にまで影響を及ぼすという考え方です。

糸電話を想像してください。

紙コップ同士を繋いだ糸は弛んでいれば声は伝わりません。

しかし、ピンっと糸を張れば声が伝わります。

これを身体に置き換えれば声が「痛み」という信号、声を受け取るコップが脳です。

身体の中には様々な電線（糸電話の糸）が張り巡らされています。

その代表が神経です。

電線は神経だけでなく、身体中を張り巡らされた膜（筋膜、骨膜など）も電線の役割をしています。その膜が引っ張られたり捻られたりすることで、様々な異常信号（痛みなど）を脳に伝達するわけです。

天城流湯治法はその電線が伝える異常信号が伝わらないようにするために、筋や腱の癒着を取り除き緩めていくのです。

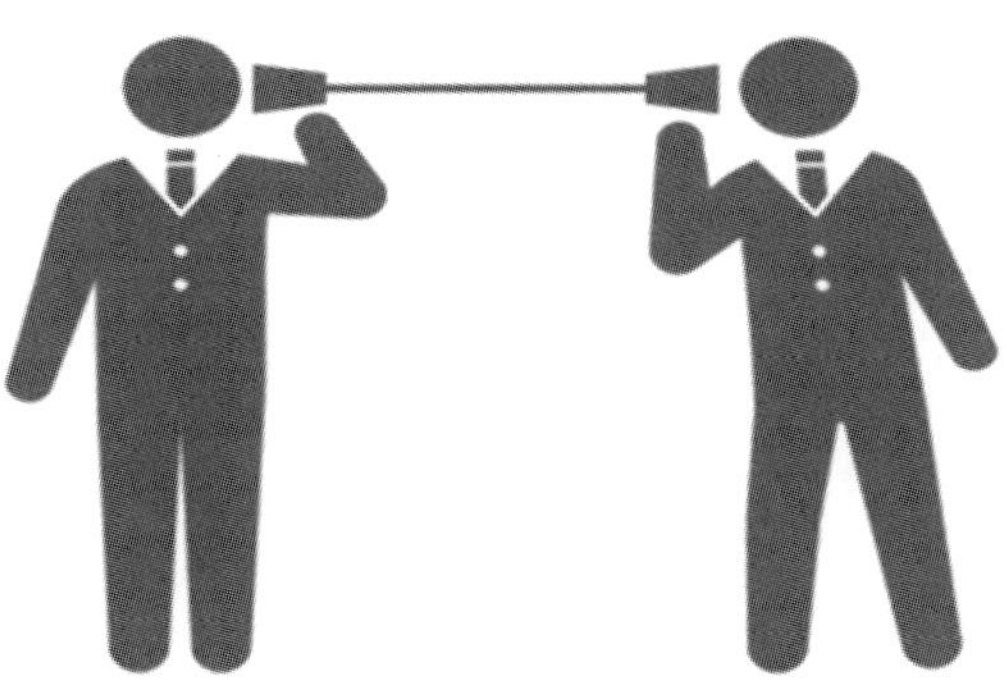

骨折は捻挫も同時に起こしている　当院での応用

私は接骨術、鍼灸施術を長年に亘り行ってきました。

骨折や脱臼、捻挫や肉離れといったケガをしたあと問題になるのが後遺症です。

足首の骨折を例に挙げましょう。

骨折は読んで字のごとく「骨が折れた」状態です。

当然なのですが骨が折れるほどの力が足首に加われば骨が折れるだけではなく、周囲の筋や腱、靭帯は切れたり伸びたり緩んだりねじれたりと壊れているはずです。

つまり、骨折は捻挫も同時に起こしているのです。

そして日を追うごとに組織間の癒着が進みます。

骨を正しい位置に戻し、ズレないように固定をしていれば一定期間で骨折は修復されます。

しかし骨折の治療時に捻挫の治療は行われているでしょうか？

ほとんどの場合、捻挫の治療は無視され、レントゲン上で目に見えるもののみが治療の対象になるのです。

いわゆる「骨のヒビ」と言われる不全骨折などでは、捻挫の治療が主に行われるべきところが、レントゲン上に骨の傷が写った瞬間に診療側の頭からは捻挫は消え去り、骨折の治療のみに終始することになるのです。

ここで天城流湯治法は、大きな力を発揮します。

骨以外の壊れた組織を正しい位置に戻し、癒着を取り、筋腱を緩める。早期より天城流にて施術を行うと固定を外した後のリハビリテーションが必要ないほどの回復を見せることも少なくありません。

さらに骨のヒビなどは、固定をしなくても回復していく例も数多く経験しています。

ということは、骨折といえども骨以外の要素が非常に重要で、できるだけ損傷後早くにその問題を解決すべきなのです。

その解決に大きな糸口を与えてくれたのが、天城流湯治法なのです。

これからの日本の医療（医療費削減）と天城流湯治法

天城流湯治法は先述したセルフメディケーション、つまり「自分の身体は自分で守り、そして治す」ことに主眼を置いています。

世の中にあるトリートメントの大部分が、受身的なものであるのに対し、天城流は自分で自分の身体をケアする多くの手法を伝えることにあると私は思っています。

随分前から問題になっている医療費財源の枯渇。現実はもう目の前です。

天城流湯治法のような本物のセルフメディケーションが普及することによって、医療費の削減はもとより、結果的には国が変わるかもしれない……そんな潜在的な力を秘めたもの。大げさではなく、本気でそう思う今日このごろです。

こんな言葉が思い出されました。

「少医は病を治す」
「中医は人を治す」
「大医は国を治す」

――中山院長、ありがとうございました。

ホームページにアップしてある中山予防医学研究所の理念もいいですね。
一、予防に勝る治療なし
一、治療は安全第一に
一、身体は歳では衰えない　心の老化が身体を老いさせる
そして今回頂いた原稿を読んで、凄腕を持つ治療家の先生達が、なぜ錬堂氏に魅力を感じるのか。その思いの一端を感じさせて頂きました。
志を持った質の高い治療家にとって、天城流湯治法、錬堂氏は、自分達の鑑であり、「アスクレピオスの杖と蛇」なんですね。

錬堂先生の誕生をサプライズで祝う会

次に登場いただくのは、しらゆり歯科医院院長　功刀《くぬぎ》初穂さんだ。

今年（平成二十六年）の一月十三日、錬堂氏の誕生会でお会いした（錬堂氏の実際の誕生日は一月十五日）。


「斎藤さん、これ錬堂先生には内緒なんです」

「錬堂先生の誕生をサプライズで祝う会」を計画しているので、「もしよかったらどうですか」と事務局の人からお誘いいいただいた。

その日の午前中、私は錬堂氏を取材している。

もちろん「今日、私も出ます」とは言えない。

そして夜、会場である品川の居酒屋さんに行った。

その時の私は、まだ錬堂氏と数回しか会っていないので皆さんとは初めてである。

皆さんはお互いの交流が相当あるらしく、明るく楽しい雰囲気であった。

午後六時、時間になった。

しかし主役がなかなか現れない。

お店の人には時間に合わせてケーキを出してもらうようお願いしていたらしく、

「ロウソクが終わってしまうんじゃないの」

と心配な声……今か今かと主役の登場を待った……

「錬堂先生、おめでとうございます」

「えーーー　何？　ありがとうございます。知らなかったよ……」

驚きと同時に見せた錬堂氏の笑顔は、本当に嬉しそうであった。

その席でちょうど私の正面に座っていたのが功刀《くぬぎ》さんだ。

「この人、凄い腕を持っているんだ。僕の歯は全部、功刀さんにお任せ」

と、錬堂氏が紹介してくれた。

功刀さんは錬堂氏のことを「シェフ」と呼んでいた。

ということは、それだけ長いお付き合いがあるということだ。

私は初めて会った人には、自己紹介代わりとして子供の結婚に際して書いた小冊子を送るか、手渡しをしている。功刀さんにも送った。

功刀さんからは読後の感想と、フェイスブックの友達リクエストがきた。

もちろんＯＫ。

嬉しかった。女医さんと知り合いになれたのだ。それに感想をいただくことがめったにないからである。

そんなこともあって今回、功刀初穂さんからも原稿を書いていただいた。

咀嚼を語った杉本錬堂先生
多くの人に学んでもらいたい天城流湯治法

しらゆり歯科医院　院長　功刀《くぬぎ》初穂

歯科医師はとても大切な仕事だから……

一九九九年七月、沖縄県の阿嘉島で初めて会った時の約束で訪れた伊豆高原。ヒーリングストンズのサマーキャンプに参加した。

星空の下十人くらいの輪の中で、噛むことが大切だと杉本錬堂先生は語った。先生とのお付き合いはここからはじまった。

歯科医師二年目の私は、このサマーキャンプでの言葉が心に響いた。

「咀嚼《そしゃく》（＝噛むこと）以外の消化作用は、全自動洗濯機と同じように流れていくだけなんだ。だからよく噛んで食べないと身体に負担をかけて病気になってしまう。

パティシエ全盛期だったころ体験した大腸からの大出血は、咀嚼不足と食事にあった」

錬堂先生ご自身の体験である。

「歯科医師はとても大切な仕事だから……」とのメッセージをもらい、私は心に誓った。

「噛んでも痛くないように、歯を治す仕事を極めよう」と。

そして、この時の錬堂先生の話が「咀嚼による歯と身体の関係について」考え始めたきっかけとなった。

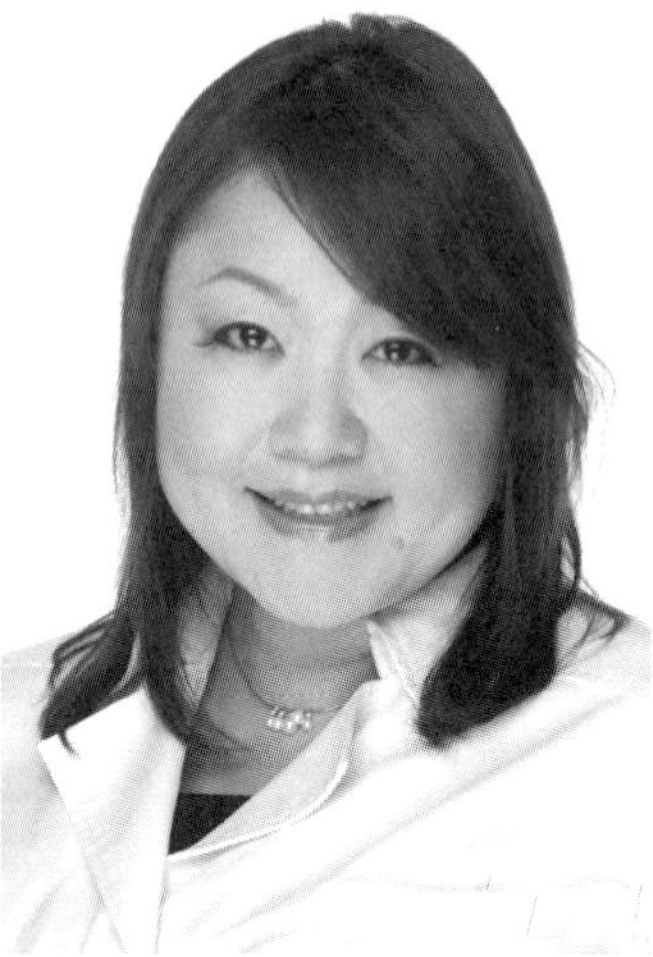

功刀初穂氏

当時、仕事を覚えてきたばかりで、睡眠以外の時間はほとんど歯の勉強をしていた。

二年目からは歯科訪問診療に携わること

ができた。

そこでの体験で私は、歯と身体の関係に相関性があることを知った。

寝たきりの高齢者の方に入れ歯を入れて噛めるようになると、失われていた認知、言語、会話、性格などの機能が蘇る奇跡的な出来事に幸いにも巡り会えた。

噛むことが人間の失われていた機能を回復させるのだと知り、錬堂先生が語ったことがこういうことなんだと思った。

その体験からさらに私は、咀嚼による歯と身体の関係に興味を持つようになった。

話のあう友人、身体に関する先生、人の痛みを治す同志

二〇〇九年四月にアメリカのセドナへ、錬堂先生と行くスピリチュアルツアーに参加した。

そこで錬堂先生は私が興味を持っていた身体の仕組みについて教えてくれた。

噛むことが正しく行われないと、胃腸が滞る。

胃腸が滞ると　お腹が痛い時のように身体が縮こまる。

身体が縮こまると、猫背になる。

猫背になると、肺が圧迫される。

肺が圧迫されると、呼吸がしづらくなる。

呼吸がしづらくなると、様々な身体の不調がおこる。

だから咀嚼をしっかり行い、胃腸に負担をかけず、常に滞らないようにしないといけない。


錬堂先生とは、一九九九年七月のヒーリングストンズのサマーキャンプからセドナを経て天城流湯治法のセミナーを受けさせてもらった現在まで、話のあう友人であり、身体の痛みを取り除いてくれる先生であり、人の痛みを治す同志である。

錬堂先生が、身体の痛みの取り方を自ら悟っていく過程を私は傍らで見てきた。

以前は三十分かかっていた療法が、現在は五分というようにかなり的確に痛みを取り除いている。

水を流すように滞りをほぐして行けば痛みは取れる

錬堂先生との間に、こんなエピソードがある。

神経についての話である。

歯の治療の中でも神経まで虫歯が達した場合、神経を除去する治療がある。神経は若い時には、プルプルと水々しくピンク色なのだが、高齢になるにつれて、竹のように硬く繊維化しているという事実を語った。

身体は不思議だと語ると、

「そうか、それだ。分かった」

と、錬堂先生の返事があった。

私は何を言っているのだろうと思いながら、真剣にノートに書き込む錬堂先生を待っていた。

「神経が水々しくないと痛みが起きるんだ。滞っている場所は水がせき止められているような状態だから、水を流すように滞りをほぐして行けば痛みは取れるんだ」

と嬉しそうに語り、その後実践していった。

時代が求める錬堂先生率いる治療家達の活躍

初めてトリートメントラリーを、からだ会議で見た時には、感動を覚えた。

今の西洋医学ではありえない方法を使い、短い時間で身体の痛みを取り除いていく。

もう正座ができないと宣告されたと語った女性が、二十分後には正座ができるようになっていた。

三叉神経痛の後の顔の痛みがずっと残って困っていると語った女性が、十五分後には疼痛がなくなったと語ってくれた。

目の前でこれらのことが起きている。私やからだ会議に参加したメンバーは、ただただ感心するばかりだったが、これは現在の医療現場では奇跡としか言い様がない。

いとも簡単に行う錬堂先生率いる治療家達は、これから時代が必要とする逸材になっていくと私は思う。


私が学んだ錬堂先生の療法は、身体の滞りを取り除く原因除去法によってなされている。わかりやすいようにまとまってきているので、多くの人に学んでもらい、年齢を重ねても足腰に痛みのない健康的な身体を手に入れてほしいと思う。

病院巡りをして苦しんでいる人々のために、今こそ身体のこわばりを取り除き、悪化してしまう前に自分でも治せる療法を知ってもらいたい。

一〇〇年後にこれが常識だという歯科医療を残したい

練堂先生との出会いがなければ、もっと漠然としたまま、歯だけをみている歯科医師のままだったと思う。

健康な人にはずっと健康の歯を、

虫歯の人には、一度治したら壊れない歯を、

噛み合わせが崩壊し狂った人には、噛める入れ歯やブリッジやインプラントを提供し、ぐっと噛み締められる噛み合わせを提供していければと思う。

私はこれから、歯、顎、顔のバランス、身体のバランスの健康を考え、さらに一〇〇年後にこれが常識だという歯科医療を残していきたいと考えている。

歯科医師十七年目になった今、錬堂先生との出会いに感謝している。

――功刀初穂先生は錬堂氏と出会って十五年、その進化も見てきたという。

そして功刀先生ご自身もまた進化し、志を高くして仕事にあたっている。

初穂さん、ありがとうございます。

現役を続けていられるのは錬堂先生のお陰です

K-1MAXファイター　湯治師 師範　尾崎圭司

前出の誕生会に尾崎さんも出席していた。

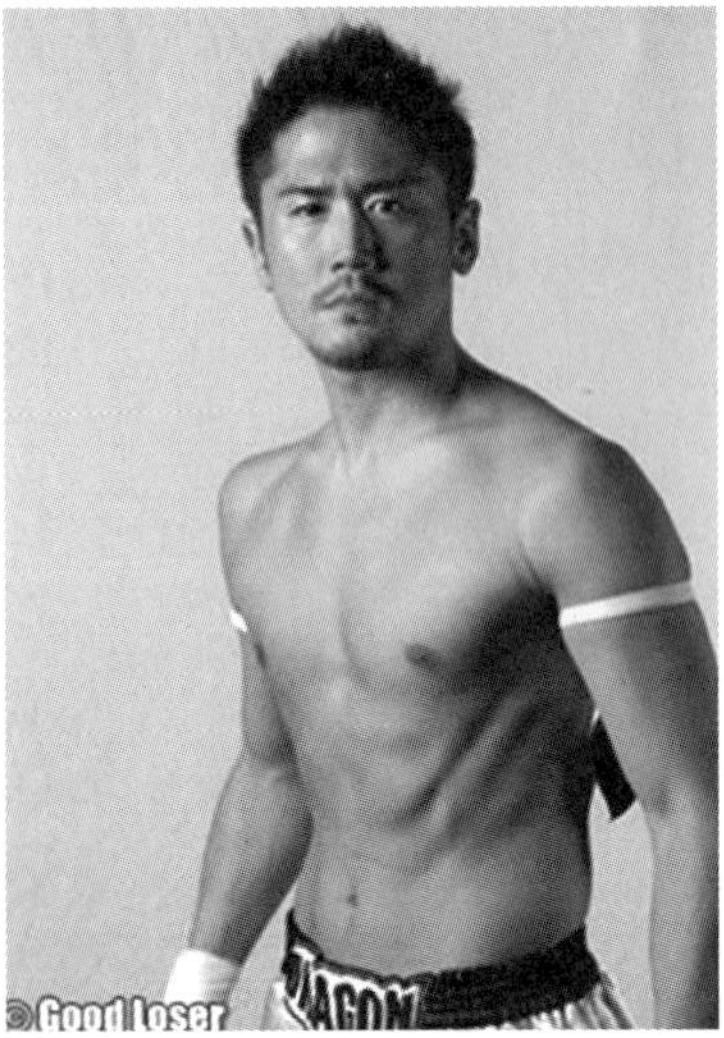

尾崎圭司氏

どうして格闘家と錬堂氏が結びつくのだろうかと思っている時だ。私もほんの少しだけキックボクシングをやったことがある。

だから格闘家には結構興味がある。錬堂氏とお付き合いをすると、いろんな人と知り合いになれて嬉しい。

尾崎圭司さんにも話を聞いた。

——鍊堂先生との出会いは、なんだったんですか。

——友達から「今度、鍊堂さんという人と山に登るけど行かない」と誘われたのがきっかけです。

全く軽い乗りで「いいよ」と言って山に行きました。

友達は、鍊堂先生がどういう人かを知っていて僕を誘ったわけではないのです。

登り始めて鍊堂先生が、

「君の歩き方、変だ。ここのところが悪いね」

と言ってきたのです。

——尾崎さんの歩き方を見て、どこが悪いかを指摘したということですね。

——そうです。

僕は高校時代、水泳をやっていたのですが、格闘技に興味があったので、大学に入ってからいろんな格闘技のクラブを見て回ったんです。

テコンドーは足技が凄いなあーと思って、テコンドーを始めました。

大学二年か三年の時に、K‐1の七十キロ級がテレビでスタートしたんです。

K1と言えば、今はメジャーになってブランド化されていますが、簡単に言えば立ち技で誰が強いかを決めるというものです。

魔裟斗選手が活躍しているのを見て、自分もやってみたいと思いました。

そんな時にテコンドーの私の師匠から、「テコンドーは弱い」と人に言われたという話を聞いたのです。

そんなこともあって、自分がK-1に出てテコンドーは弱くないことを知らしめたいと思いK-1に参戦することを決めました。

大学を卒業したあとテコンドーを続けながら、K-1に多くの選手を輩出しているチームドラゴンという団体に入門して一からやり直しました。

テコンドーとK-1のルールは違いますから……そこでK-1の技術を磨きました。

当然、K-1に出るには戦績がよくなければ挑戦すらできません。キックボクシングというところで、ある程度勝ったりチャンピオンになったりしないと出られないのです。

僕はその中で、「R.I.S.E. DEAD OR ALIVE TOURNAMENT '06」で優勝してK-1の選手になることができました。二十六歳の頃ですね。

そして現在僕は三十三歳ですが、二年前に交通事故に遭ってしまった。

十対ゼロ、停まっている僕の車に激突されたんです。車は廃車になりました。しかも、ぶつけた運転手は逃げてしまった。

一週間くらい安静にしていました。

その後、ウオーミングアップしただけでも頭が痛くなる。

「このままでは引退も考えなければならない」

と思っていた時に、錬堂先生と一緒に山に登ったというわけです。

――そういう時に出会うなんて、偶然というか不思議ですね。

それで錬堂先生は、どうしたんですか。

――錬堂先生から「ここが悪いでしょ」と言われて、「わかるんですか。僕、むちうちになって」と答えました。

「山を下りたら診てあげるよ」

ということになって、下山してから診てもらいました。

ものの二〜三分です。

痛みが無くなったんです。

これは凄いと思って
「僕にも教えて下さい」

と言ってすぐに弟子入りしました。

――それほど、変化があったということですね。

――それは、それは衝撃的でした。ものの二〜三分ですよ。

時間を見つけては錬堂先生のセミナーに参加したり、小さな集まりにも出て勉強させてもらいました。

最初は痛みを緩和するということで習ったんですが、いろいろと教えてもらっているうちに、その先があることがわかりました。

痛みの緩和ならケガをした人、具合の悪い人が対象になるだけです。

今の自分の立ち位置は、治療院をやっているわけではないので、アスリートのポテンシャルを上げることを中心にして研究しています。

格闘家の勉強テーム「改造（KAIZO）」もそのうちの一つです。

僕の年齢（三十三歳）になると、すでに引退する選手も多くいます。まだ現役を続けていられるのは錬堂先生のお陰です。

今では錬堂先生が試合のセコンドに付いて下さり、心強く試合に臨むことができています。本当に感謝しています。

自分の身体を自分で調整しながら、練習に打ち込みポテンシャルを上げる。それを日々繰り返しながら頑張っております。

――「私は、K-1をやっているわけでもないし、バレーボールやサッカーをやっているわけではないけど、相手の体を見た瞬間、弱点がわかる」という話につながっていく。

「その人の持っているポテンシャルを一〇〇%発揮できるように導くのが私の役割」と言う錬堂氏。これは格闘家に限らず、全ての人が対象になる。

そこに天城流湯治法の意味があると思うようになった。

第二章　錬堂氏は何で湯治家になったのか

そもそも天城流湯治法って何だ

天城流湯治法という呼び名を初めて聞いた時、変わったネーミングだなあと思った。

身体の痛みを取るというなら、それがわかるようなネーミングもあったのではないかと。

カイロや鍼灸、マッサージや整体などと聞けば、何のことかは想像がつく。

天城流湯治法は、なぜそういうネーミングをしなかったのだろうか。


答えは簡単だ。

杉本錬堂氏が、命名したからである。

錬堂氏自身が、「病気や怪我を克服する過程で築き上げた独自の健康法」と言うように、錬堂氏の思いが込められたネーミングになっているのだ。

本書を作るにあたって凄腕の人達に登場して頂いたが、共通の意見として「自分の身体は自分で守る！」ということがいかに凄いことかと初めて知った。

あまりに簡単な言葉なので、その真の意味はわからなかった。

凄腕の人達だからこそわかる天城流湯治法の奥義なのだ。

その手法は、今や二八〇〇ページにも及ぶという。

独自の道を歩むがゆえに、独自のネーミングになっている。


それに加えて天城流湯治法が生まれた地理的背景が、ネーミングに関係している。

錬堂氏は言う。


天城流って何って聞かれる。

天城流湯治法の「天城」は、私が生まれ育った伊豆地方にある天城山からきている。

天城流湯治法の「湯治」は、古から日本で行われてきている温泉療法（湯治）からきている。

伊豆と言えば日本有数の温泉地帯。

そこで天城流湯治法は生まれた、と。


これでネーミングについては納得できる。

でも、わかりづらいなあという感じは残る。

わかり易ければ、早く人に伝わるのではないかと思うのだが……

しかし考えてみれば、こういう質問は全くナンセンスであるとわかった。

どんな大きな企業でも、どんなに有名な商品でも、必ず最初はあった。全て最初は一人か二人の思いから始まり大きくなっていく。商品も同じだ。

二〇〇七年から錬堂氏と荒井和則さんが全国行脚を始めて、そして天城流湯治法は今、世界に広がりを見せている。そこには素直に天城流湯治法を受け入れ、自分のものにしようとする人たちがいる。

天城流湯治法は、間違いなく人に受け入れられている。

君の踵《かかと》はもう床にはつかないだろう

天城流湯治法は錬堂氏自身の体験から生まれたというが、どういう体験があったのだろうか。

話を聞くと錬堂氏は、結構遊び上手な人のようだ。

ヨット、サーフィン、パラグライダー、サーフィンは今でもするらしい。

海外から戻ってきたばかりという時に会ったら、顔が黒くなっていた。

「ちょっと波に乗ってきました」
日本は冬なのに……日焼けしていた。

さて、錬堂氏に何があったか。
ご本人の話を紹介しよう。

一九九二（平成四）年五月、厄年の四十二歳の時だった。
朝から、かみさんとつまらない事で口喧嘩となった。
そのことを払いのけようとパラグライダーを肩に担ぎ、車に乗った。
車に乗ったら、無線機を忘れていることに気がつき家に戻った。
家に戻ったら、「ねえ、今日は一緒にどこかに行かない？」と誘われたが、
心の中で「ふざんけんなよ」と思って「行かねえ!!」と言った。
また、車に乗った。
今度はガソリンが無いことに気がつき、スタンドに入れに行った。
ああ!!　今日はすべり出しが悪いなあと思い、足元を見たら、
フライト用の靴を忘れたことに気がついた。

また、家に戻った。
まだ、かみさんは家にグズグズいて、
私の顔を見るなり……「本当に行かないの??」と言った。
「しつこい!!」と言い放ち、靴を持って、車に乗った。
稲取の三筋山に行くつもりだったが時間が遅くなったので、
家の近くの大室山に飛びに行くことにして大室山に向かった。
大室山のリフト乗り場まで行ったら、財布を忘れたことに気がついて、
「今日は……なんで……こんな日なんだ……出足が悪かったからだ」と
かみさんの……せいだと思い車まで戻ったが……財布は無かった。
ダッシュボードを探したら、五〇〇円銀貨が出てきたので、
「これはラッキーだ」と思い、リフトに乗った。
南の斜面で仲間がもう飛ぶ準備を始めていた。
「北の風じゃないの?」
と仲間に声をかけた。
自分の判断で今日は北の風だと思ったので、北の斜面に行って、風を確かめた。
そうしている間に南の風に変わって、大急ぎで南の斜面に移った。

南の斜面の上空ではもうすでに二人が飛んでいて、その飛行状態を見たら風の状態は良かった。

飛び立つ場所（テイクオフ）山頂の周りには、飛んでいるパラグライダーを見ようとしている観光客が多く集まっている。

今日は見物客がいつもより多い。

その人達の間を割って、南の斜面にグライダーを広げた。

さていよいよ飛び立とうと……したら、

「すみません、これ、前に飛んで行った人の忘れ物じゃないですか？」

と見物客の一人が声をかけてきた。

見たら、パラグライダーのパーツで、アクセレーターという、パラグライダーを加速するための四十センチぐらいのアルミの棒だった。

「ありがとうございます」と言って、それを受け取り、普通だったら、必ず、背中のバッグに入れるが、今日は朝から何回も何回もやり直しと言おうか、よく判らんことが何回もあって、うんざりしていたのもあって、横着してハーネスと言うパラグライダーの腰掛みたいなところに結わえつけて、飛び出した。

右手のコントロールラインを引き、右ターンをして、
山の南の斜面のふちまで飛んで、左手のコントロールラインを引き、
左ターン、左側の北斜面に向かった。
北の斜面のふちまで行って、
右ターンをしようと右手のコントロールラインを引いた。
その時、グライダーがズッと止まった。
「エッ、何で?」
左側のラインの部分を見たら、さっき結んだ、アクセレーターの棒が
ラインに絡まってロックしていた。
「やってしまった」と思った瞬間、グライダーは力なくしぼみ、揚力を失った。
ヒューーと頼りない音をたてながら落下していく。
高度は十五メートルぐらいある。
地面に叩きつけられるように落ちていく。
寸前まで見えていた。
気がついたら、横たわっていて、足を見たら、靴底が見えた。
「ナニッ、どうして靴底が見えるの?」

靴が脱げたのかなと思ったが……中身は存在していた。

足首の骨折だった。

一緒にいた木村君が「だいーじょうーぶー」と声をかけてきた。

「足、折っちゃった」

「エッ、本当??」

「ウン!!　本当」

息を荒立てながら、木村君がそばに来てくれた。

折れている私の足を見て、木村君の顔色が真っ青に変わった。

「足を縛ってくれない?」

と言ったら、「無理」と答えた。

そうか!!　こんなの!!　あまり、経験が無いから、できないか。

「じゃあ、どこからか、木の枝を探してきて。

それと、バッグに入っているロープを出して」

フライヤーは誰でもツリーラン（木に引っ掛かること）用にいつも積んでいる。

数分して木村君が息を切らしながら帰ってきて、

「これでいい??」

手には四十センチぐらいの木の枝を持ってきてくれた。
その枝とこの惨事のきっかけ？　をつくったアクセレーターのアルミ棒を
添え木にして、折れている足首をロープでぐるぐる巻きにした。
木村君ともう一人の仲間が両肩を抱えて頂上に上げようとしてくれたが、
大室山の傾斜はきついので、二人とも息を切らして必死に上げようしているが、
あまりにもきつそうなので……「ちょっと自分で歩いてみるよ」と言って、
仰向けの体勢で自分でダメージのない足で頂上の遊歩道まで上がった。
そこから木村君と友人が二人で抱えてくれ何とかリフトに乗せてくれた。
リフトに乗って、下り始めた時、救急車のピーポーピーポーという音が聞こえた。
四ヵ月半の入院生活をする羽目になった。
そしてお医者さんに、「君の踵はもう床につかないだろう……」と言われてしまった。

あれ？　踵がついた　骨折の後遺症が治った

この骨折をしたことで天城流湯治法が生まれることになる。

人生、何かあった時にはそれがどういう意味があるかはわからない。

しかし後になると、「このために、この逆境があったのか」ということがある。

そう言える人は、その逆境をバネにしたということになる。

錬堂氏は「踵が床につかないかもしれない……」という医者の言葉を受け入れることができなかった。

前出の荒井さんが言うには、錬堂氏は負けず嫌いらしい。

「このままでは自由に飛び回れなくなる。嫌だ。自分で治す」強く思ったというのだ。

幸い住んでいるところが温泉地。

温泉場が沢山ある。

温泉に入ってもみほぐすことから始めた。

そのうちに、「あれ？」っと気づくことがあった。

足のある部分をもむと、それとは別なところに響くところがある。

その別な部分を押してみると、また別なところに響くところがある。

足裏は内臓につながっているというのは良く知られているが、錬堂氏は自分の足をもみほぐしながら、どこがどうつながっているかを自分の身体で体感できるらしい。

そしてまた「響くところは滞っているところ」ということも直感で判るらしい。

そこをほぐすことにより、体が本来の形に戻る。

そうやって、気がつくと踵がつけるようになっていたと言うのだ。

温泉に入りながら、自分で自分の踵の後遺症を回復させたのだった。


滞っているというのは、瘀血《おけつ》と言って血の流れが悪くなっている。

お風呂に入ると血管が拡張して、血液の流れがよくなる。

瘀血の部分が流れやすくなる。

それを、のばす、ほぐす、ゆるめることで「自分の身体は自分で守る」ことができる。

それが天城流湯治法なのだ。

荒井さんが「全国を回る前は、修禅寺のラフォーレというところで温泉に入りながらやっていた。全国に行くと、そういうところでなかなかできない。それで床でやっている。

でも真骨頂はお風呂の中でやることです」と教えてくれた。

「自分の体は自分で守る」という日本文化

錬堂氏にとって温泉は、あまりに身近だった。

骨折の後遺症を風呂の中で改善していたことも、当たり前のように思っていた。

ここで錬堂氏の得意技「突然」が出てくる。

「そうか、自分は温泉を使って身体を癒し、大自然の中で心を癒していたのか」

と突然気づいたというのだ。

それで調べてみると、温泉について様々なことがわかってきた。


昔の温泉には、四十度、四十二度、三十八度の二度単位の交代浴という文化があって、その温度差で免疫力を高めることをやっていた。

四十度の浴槽は深くて長く入ることができる。そこで身体をほぐす。

丸太や椅子などを巧みに使い身体をほぐす。

ぎりぎりのぼせるくらい入って、さらに熱い四十二度の湯に入る。

そこは四〜五分くらいで、そこから三十八度の湯に入る。

三十八度は一時間入っていてものぼせない温度。

だらだら汗をかいて新陳代謝を良くする。

そして免疫力を上げる効果がある。


農家の人が秋に収穫が終わり湯治に行く。

日本人は昔から温泉に入りながら、身体の疲れを癒し、心を休め、そして身体も心も元気を取り戻していた。

日本人は湯治によって「自分の体は自分で守る」ことをやっていたのだ。

これが湯治文化であり、それを活用したのが温泉療法である。

そのことに錬堂氏は気づいた。

それで自分で温泉療法をやるようになった。

すると、不思議に次から次へと、どうやったら身体の痛みが取れるかという方法が閃《ひらめ》くようになったという。

しかも風呂で。

錬堂氏は朝早く起きて風呂に入る習慣がある。自宅の風呂は東南の角地にあって本当に嘘みたいな、めちゃくちゃ見晴らしがいいらしい。

そこで星を見たり、日の出を見たりしていたというが、不思議と夜明け間際になると閃くのだという。

なんと天城湯治法の九割は、それだという。

風呂場にボールペンと紙を置いておいて、すぐに書く。でないと忘れてしまうからだ。

ここに、おまけがつく。

こうしたらいいという方法が思いつくと、その症状の人がその日のうちに目の前に現れるのだという。だから、その思いついた方法が、本当に正しいのか違っているのかをすぐに検証できたという。

まことに不思議な話というか、やっぱり何かに導かれていると思ってしまう。

天城流湯治法の手法は、まさに湯治文化がもたらしたものと言えるのだ。


そして錬堂氏はつぶやく。

驚いた!!

天から授かった知恵は自分のものではない!!

それを自分のもののように扱った者は必ずや天からの罰がある。
天はそれを見て、知っている……
天の城の流派……天城流湯治法。
私自身の知恵では無く、天城の山が教えてくれただけだった。

だから錬堂氏は、天城流湯治法を独り占めしない。
天城流湯治法が生きることなら、どんどん教える。
フェイスブックで公開している。
というわけである。

湯治家になるための道筋だったのか

それにしても天城流湯治法の九割までが閃きと言うが、どうしてそんなに思いつくのだろう。錬堂氏は、普通の人には感じない、何か特別な力を持ち合わせているのだろう。
しかもその思いついた手法が、凄腕の治療家の人達が驚くような効果をあげる。

そう思うと錬堂氏は、やはり神がかり的な人と言ったほうが正しいのかもしれない。ただそれでかたづけてしまうと、何の面白味もない。いくら思いつきや閃きがあったにして、相当に勉強もし努力もしてきたと思う。話をしていると、「この人、相当に頭がいい」と感じるからだ。と言う以上に、やはり湯治家になる道筋があったようである。ただ、それが自らの意思というよりも、半ば強制的に「させられてしまった」というから、いかにも錬堂氏らしくて面白い。

では道筋とは何か……錬堂氏の周りに不可思議なことをやる人達がいた。最初に縁ができて関わったのが、催眠療法とか前世療法とか退行催眠とか言われるヒプノセラピーだ。

次に縁があったのは、体のオーラを調整するというオーラヒーリング。

錬堂氏は、この二つを並行してやっていた。

オーラヒーリングでは気のようなものを教えてもらい、退行催眠は結構やれるようになったという。

しかし人に説明すればするほど当時は怪しいと思われ、周りの人にはなかなか理解してもらえなかったそうだ。

その後、近くに住むアロマセラピーをやっている人から、突然、「あなたベイリースクールのリフレクソロジーに行くのよ」と言われたそうだ。仕方なく参加することにしたが、参加人数が足りないということで半ば強制的に行かせられたのだ。

それは、英国ベイリースクールが日本にもリフレクソロジーを広めるために開いたセミナーだった。講師は英国人。

錬堂氏は「何で自分が人の足を触らなければ」と思ったという。

しかし錬堂氏は、ここで力を発揮する。

左右の足の重みに微妙に違いがあることに気づき、重かったり軽かったりした方の足が悪いということがわかるようになった。それを英国の先生に言うと、最初は「そんなことはないでしょう」と思いっきり拒否された。

それでも、次から次へと具合の悪い足や痛んでいる足を当てるので、それを検証する特別の時間を設けてくれた。

実際やってみると、それは当たっていた。

ここで錬堂氏は、足と体の関係が、大体わかるようになったという。

あなたには人に役立つための能力がある

次はマクロビオテック。

これも知人から、久司道夫さんのセミナーを伊豆でやるから、「あなたも行くのよ」と言われて行かせられた。日本で行う第一回目だったので参加人数が少なかったらしい。人数合わせで誘われたのだ。

しかも参加費が四泊五日で十八万七千円。そのお金がない。

そこで奥さんに相談した。

一週間くらいしたら奥さんが、「仏壇を掃除していたら満期になった保険が出てきた」と言ってきた。

土地の購入と建物を建てるお金を銀行から借りた時の条件として入った保険だ。

その額、二十万円。

「経済的に厳しいんだから、これは支払いのほうに回したほうがいいよ」

錬堂氏が言うと、

「この状態で出てきたというのは、行けということじゃない」

奥さんの、この一言で行くことになった。

しかし錬堂氏は、何で自分がこのセミナーを受けているかがわからない。

そのままセミナー最後の時間になった。

セミナーで何を学び、何を決意して何を実行するかを皆の前で発表する。

錬堂氏は健康だったので、何もやらないと思っていた。

すると久司道夫先生が言った。

「あなたには、今日限り肉をやめてもらいます」

「いや、先生、それは無理です。私はミートリアンで、肉中心で生きています。朝から焼肉とかすき焼きを食べるような人間ですから。夏には週三日はバーベキューをしていますから」

「君はね、人に見えないものや人が感じないものを感じる力がある。それはこの先、人の役に立つためにその能力があるので、それをもっと研ぎ澄ますには今日限り肉を止めてください」

「無理、無理、無理。絶対、無理」

先生にどう言われようと絶対に無理と思っていた。

でも不思議である。錬堂氏は、それから一切肉を食べなくなったという。

さらにこの話には続きがある。

セミナーの主催者から頼まれて、久司先生のアシスタントのような仕事をやるようになったのだ。

結果的に、一九九四年から二〇〇二年まで、日本でやる久司先生のツアーのアシスタントをやった。

錬堂氏のやることはその当時、怪しい世界と思われていたものばかりだったので、パラグライダー仲間や、周りにいた仲間は「錬堂氏は変な宗教にひっかかった」ということで去って行った者もいたという。

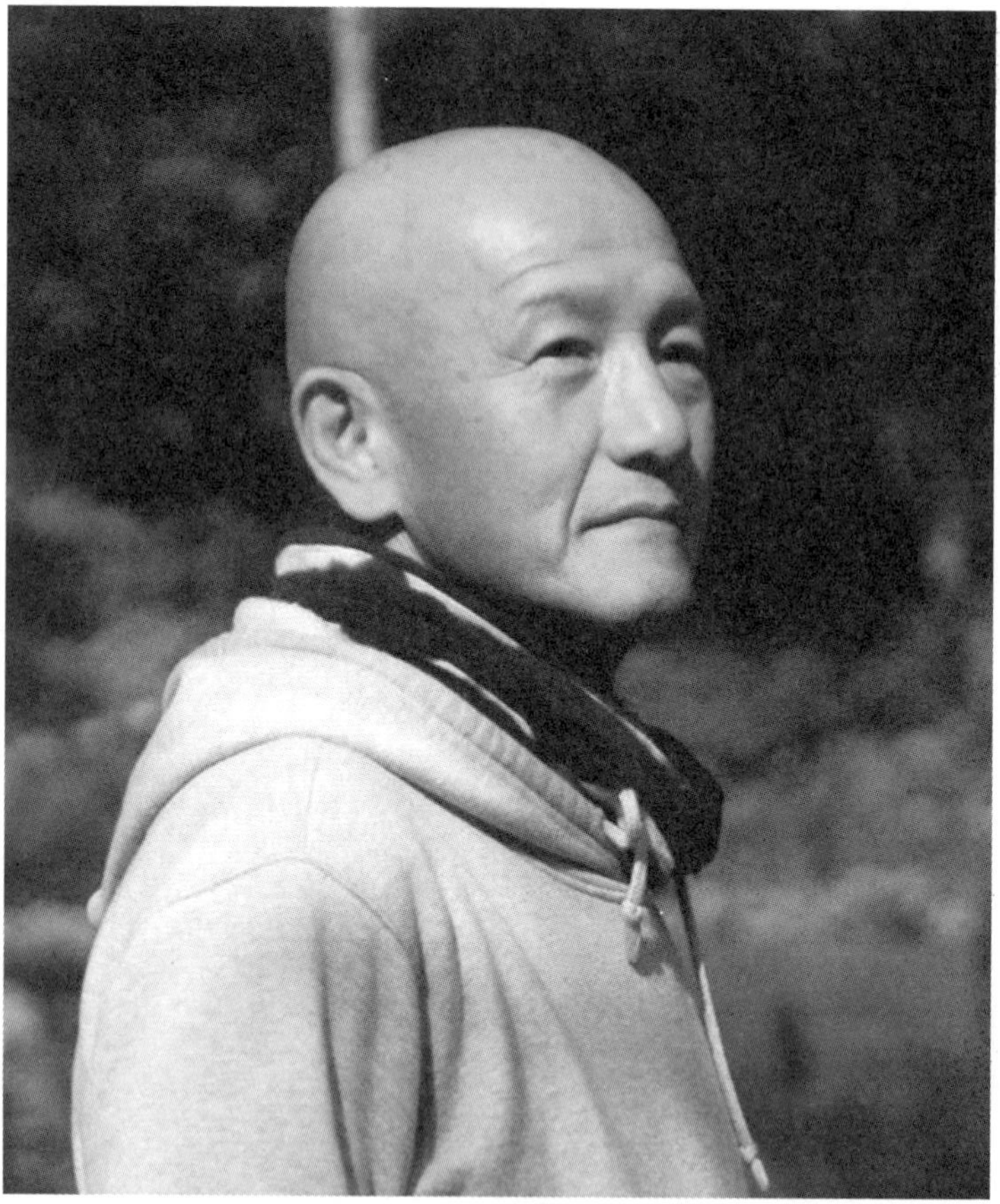

杉本錬堂氏

第三章　緑から緑へ　天城流湯治法が目指すもの

これからは心と体の癒しをちゃんとやらなきゃ

ヒプノセラピー、オーラヒーリング、リフレクソロジー、マクロビオテック。

別に治療家になるために学んだのではない。

錬堂氏の話を素直に信じれば、たまたま、そうなったということになる。

実際、それらを学んだからと言って、それを生かす道にすぐには入っていない。

むしろ遊びが楽しくて、骨折した足首の状態が良くなってからもパラグライダーをやっていた。

骨折してから五年目のある日、また「突然の思いつき話」が出てくる。

パラグライダーをやりに東伊豆町の細野高原に行った。

あいにく風の具合が悪くて、山の上で風の流れが変るのを待っていた。

なにげなしに天城山を見ていた時に、

「あ、伊豆の観光がダメになる」

と思ったというのである。

「何で自分はこんなことを思ってしまうのだろう」

グライダーを外して考えた。

「この地域って、なんで観光が発達したのだろう」

……

ここで、大事な考えに思い到る。

「大自然を使った心の癒しと、温泉を使った湯治文化で身体を治すという、人々の心と身体を復活させるための地域なんだ」と。

そう思った時に「あれっ、今やっている観光って何だ」

イベントをやったり、自分で集めたものを見せてお金をとったり、いかにしてお金をとってやろうかという文化だけが蔓延《はびこ》っていて、それを行政が応援するような、不思議な観光になっている。

「それはおかしい」

と、錬堂氏が思うのは勝手である。

ところが、それからの行動が錬堂氏らしい。

次の日、観光課の窓口に行ったのだ。

そして突然、しかも大声で、

「おい、お前らおかしいぞ。これからは心と体の癒しをちゃんとやらなきゃ」

と、言い放ったのだ。

窓口はいい迷惑である。

当時、オウム真理教が事件を起こしていたこともあり、癒しと言うとまだ怪しい世界に見られていた。

そんな言いがかりをつけるおじさんに、誰も相手はしたくない。

しかし一人いた。窓口にいた観光課長である。

錬堂氏が錬堂氏なら、観光課長も観光課長だ。

ちょっと震えながらであったらしいが、

「あんたのはね、癒しではなく怪しんだよ」

と言い返した。

結局、役所では話を聞いてもらえなかった。

厚生労働省の介護緊急対策事業で成果を上げる

錬堂氏は、断られても、なんとか「心と体の癒しをやりたい」と思っていた。「自分でやるしかないな」と思って動きだした。

この頃には、天城流湯治法の腕も相当に高まっている。天は見捨てず。縁あって公的機関との結びつきができた。健康に関する幾つかの行事をやりながら、成果を上げるようになった。二〇〇三年と二〇〇四年とＥＢＨ（科学的な根拠に基づく、新しいヘルスケアを確立する）に取り組むまでになった。

ＥＢＨ

人々の慣れ親しんでいる生活習慣を無理矢理、論理で説得して変更させることは容易ではなく、この無自覚に進行する生活習慣病を水際で防ぐためには、ココロとカラダの両面からケアをする必要性がある。

ＥＢＨ推進協議会は、こうした時代の大きな要請に応え、科学的な根拠に基づく、新しいヘルスケアを確立することを目指して誕生した。

東伊豆町でやった健康セミナーでは、最初は五人くらいだったのに二十人くらい集まるようになった。先月まで歩けなかった「あのおばあちゃんが歩いている」という話が話題になり、参加者も増え具合が良くなる人も目に見えて増えていった。

担当者は成果が上がったので嬉しい。それを県に上げた。県の健康増進室は、効果があるものは何でもやるという考えがあったので、二〇〇三年十二月、東伊豆町を舞台に厚生労働省の介護費用適正化緊急対策事業として健康セミナーをやることにした。

それを錬堂氏は担当させてもらった。

町の人、四十五人を対象にセミナーをやった。

その結果が凄い。四割の人が、介護度においてワンランク改善されたのだ。

過去の実績体験から、そんなに良くなるわけがないと厚生省は信じなかったらしい。

そこで翌年も七十人でやった。同じ結果がでた。

エビデンス（証拠）を出してしまったのだ。

東京新聞　99.10

（第3種郵便物認可）

「新世紀」への模索 ☆1☆

観光再生を目指して

伊東を「湯治場」として再構築

東部をはじめとする県の観光に元気がないといわれて久しい。訪れた観光客は一九八八（昭和六十三）年のピーク時を一〇〇とした指数で、九六年は県全体で八八、伊豆は七七まで落ち込んでいる。景気の冷え込み、伊豆半島東方沖の群発地震、観光客のニーズの多様化などが要因として指摘されるが、そのどれもが簡単には解決できない構造的な問題を抱えている。そんな現状を打開しようと県も再来年、伊豆観光の新しい仕組みづくりを目指して「新世紀創造祭」を開催する。伊豆を中心に東部で新しい観光の在り方を模索するさまざまな取り組みを紹介する。

ふろの入り方を教え 健康法組み合わせる

取り組む杉本進さん

「おふろの『正しい』入り方、知っていますか」――。伊東市八幡野のケーキ店経営杉本進さんは、ふろの入り方を教え、さまざまな健康法を組み合わせて、伊東を「二十一世紀の湯治場」として再構築し、観光地としてよみがえらせようと取り組んでいる。湯治場というと、自炊しながら病気を治す暗いイメージがつきまとうが、近代的な湯治で健康づくりに役立てるのが狙い。温泉をもともとあった利用法で観光活性化を図るアイデアに、行政も注目を寄せ始めている。

温泉場は、かつては湯治場だった。大自然とのふれあいや入浴で、身も心も「洗濯」していたが、いつのころからか温泉場は、客をふろにつからせ宴会をさせて、もうける所になっていた、と杉本さんは嘆く。伊東湯治の文化を今に伝える旅館は、伊豆半島には一軒しか残っていないという。

杉本さんは、若いころから海に潜ったり山に登ったりと自然の中で遊んだ。その遊びをする中でおふろにも入り、あるとき「これがおふろだったんだ」という入り方に目覚めたという。

普通の湯に入り次は熱めの湯、最後にぬるい湯に長くつかる。そんなことを知るだけで、温泉の楽しみ方が変わるという。心臓が丈夫な人ならサウナと水ぶろを交互に入るのでもよい。ぐったりするがその後、体に力がみなぎってくるという。「こういう入り方を今はだれも教えないじゃないですか。温泉で体をほぐせば指圧などの効果も増す。こういった『健康づくりソフト』を提供し、リフレッシュしてもらうのが、新時代の湯治です」

二年前から健康法の指導者や実践者らの輪づくりと、温泉やスイミングスクールなど施設のネットワークづくりに取り組んだ。指圧師、スポーツインストラクター、ワッツ（水中リラックス法）、太極拳、自然栽培の旬の素材を食べる正食法、ヒーリングなどをする人たちの人脈ができた。温泉やプール、ゴルフコースを持つホテル・サザンクロスの協力も得られたという。

また、同市宇佐美には薬湯で知られる留光院があり、市内には薬草が採れる休耕田もある。ハコものを造らなくても、今ある温泉、自然を使うだけですぐできるから、料金は安く抑えられるという。「浮いた予算で連泊してもらえるじゃないですか」とも。

しかし「最初は、わけの分からないことをして、心地よさを提供すること自体が、うさんくさく見られ、オウムの影響もあって、相手にしてもらえなかった」と杉本さんは笑う。それが、アロマテラピーなどの普及や、新世紀創造祭のおかげで見直されてきたという。

募集したわけでもないが、すでに延べ約百五十人が「湯治」に参加した。やり方は、山の中を一日歩いてから、温泉に入ったり、ワッツをしたりと、人によってまちまち。そのため一回にできる人数は、数人が限度。運動できない人は、薬湯や正食法などを試みる。

「たいていの人が、心地よさに目覚めます。そして、大自然の中に身を置くと、人間の存在なんてちっぽけに思え、悩みなどが吹き飛びます。そういう光を観（み）ることが、本来の『観光』ではないでしょうか」と話した。

「キーワードはヒーリング。人、施設のネットワークを広げ、利用者の希望にいかに沿えるようにするか、リピーターを呼べるかがカギになる。それと情報発信。いずれは、情報提供センターを設け、カウンセリングから専門家の養成まで行えるようにし、温泉・湯治資料館も造れるとよい。またボクシング流トレーニングなどで減量希望にも応じられる態勢にもしたい」と構想はふくらんでいる。

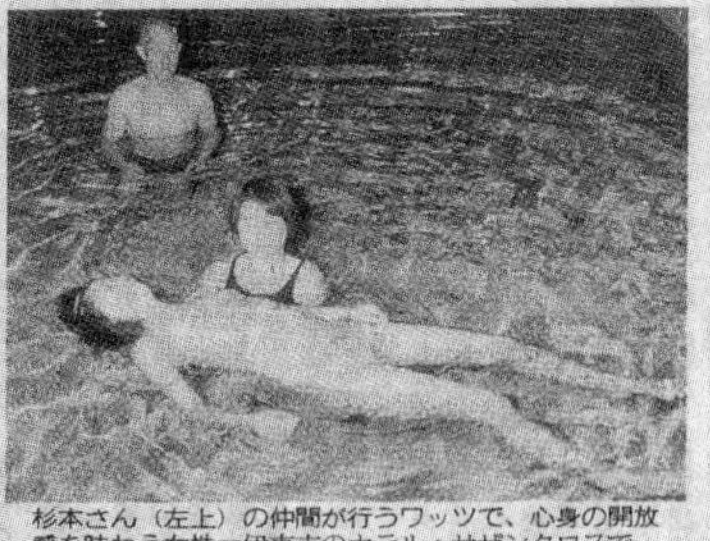

杉本さん（左上）の仲間が行うワッツで、心身の開放感を味わう女性＝伊東市のホテル・サザンクロスで

錬堂氏が行政と組んで活動している時の様子を伝える新聞記事

そんなこともあって、県と市が合計二千万円の補助金を用意して温泉療法を広げようとした。それらは、雑誌やテレビなどでも取り上げられた。

これで天城流湯治法は広がっていくと思っていたが……一ヵ月くらいの反応はあるが、どういうわけかその後は停滞する。思うように広まらなかった。

行政との協力事業をキャンセルして全国行脚を始める

うまくいかない時が、やはりチャンスなのか。

行政との協力で、成果からすれば天城流湯治法は広がっても良かったはずである。

しかし、そうはならなかった。

そんな迷いのある時に、全国行脚をする出会いが待っていた。

それが第一章で登場頂いた荒井さんと錬堂氏の出会いである。そしてその出会いは「うさと」の中村社長（中ちゃん）が縁を作っている。

では中ちゃんと錬堂氏の出会いは、誰の縁だったのか。

錬堂氏は、遊ぶための身体づくりを今でもしているが、伊豆にあるジムに通っていた時に膝が痛いという女性と出会った。

そうなれば錬堂氏の得意なところ、「こうやるといいよ」と教えてあげた。

膝の痛みが解消した彼女は、当然喜んだ。

「何やっている人？」

「フランス菓子屋だよ」

「菓子の木？　有名な店じゃないの。お菓子の番組をつくりません」

これもまた、不思議な縁だ。

それがきっかけで、「錬堂と遊ぼう」という十五分のテレビ番組が始まった。

十二年間やっていたという。

「錬堂と遊ぼう」となっているが、実は「錬堂が遊ぶ」だった。

結構な長寿番組で、地元の人の六割か七割は知っていた。

番組を面白くしたり、イベントをニュース仕立てにすることが、錬堂氏は得意らしい。

人の心をつかむのが、上手なのかもしれない。

そんな錬堂氏に声がかかった。
伊豆で「うさと」の展示販売をする時に、広報をやってもらえないかと。
その主催者が遠い親戚の人だったので、「いいですよ」と引き受けた。
展示販売をニュース性にして発信してやった。
それが「うさと」の中ちゃんとの出会いである。
中ちゃんは四十肩だった。
錬堂氏は痛みをとってやった。
中ちゃんにとって、驚きだった。大いに喜んだ。
ここから、中ちゃんと錬堂氏の深いお付き合いが始まった。

ここで錬堂氏から、心を打つ言葉を聞いた。
「人のために何かをすると、そこから何かが出てくることが実感できる。
　人との出会いが次なる発展につながっていく」
人として、こういう付き合いをしなければ……。
錬堂氏の手技に驚いた中ちゃんが聞いてきた。

「これ、凄いね。いま、どうしているの」

「国や県の力を借りて広げようとしているけど、なかなか広がらない」

「補助金なんかを使って大上段になっているから広がっていかないんだよ。草の根的に全国に行ってやり続ければ広がるにきまっている。それがなかったら広がらないよ」


錬堂氏は戸惑った。一瞬、「何言ってんの」と思った。

でも、ちょうど広がらない理由を考えている時だったので、その言葉にひっかかった。

国の事業の対象者は、募集に応じて無料で参加してきたモニターである。

事業が終われば、それで終了となる。

まして身体が良くなっていれば、お金をだしてまで治療を受ける必要はない。

そのために、次につながらない。

そう感じていたが、自分でなす術が思い浮かばなかった。


そんな時に「補助金なんかを使って……だから広がらないんだよ」と言われたのだ。

錬堂氏は、この言葉に刺激された。

迷いから抜け出して、決断した。

「よし、この人の言うことを聞こう」

翌年に予定されていた、県とか国との協力事業を全部キャンセルした。

思い切った決断だ。

そして全国で開催する「うさと」の展示販売会場について行き、その場で天城流湯治法の実演をやり始めた。

これが天城流湯治法の全国行脚の始まりであるが……最初の七ヵ月間くらいは月に一回か二回であった。

そして二〇〇六年の十二月、中ちゃんの紹介で荒井和則さんと出会い、本格的な全国行脚が始まった。

人の一言で自分の人生が変わってきた

錬堂氏にとって「うさと」の出会いは、人生における大きな転機になっているようだ。

私が錬堂氏と初めて会った東京杉並にある本應寺の品愚《ぼんぐ》上人との出会いのきっかけもまた「うさと」だ。

本應寺では、今も「うさと」の展示会をやっている。

その世話役の尼さんから錬堂氏は電話をもらい、目の前の白板に「本應寺」の電話番号を書いておいた。

それがずっと気になっていた。

「いつか行ってみよう」と思いながら……。

そして電話を入れて本應寺に行き出会ったのが品愚上人だ。

「斎藤さん、一回会うと魅了されますよ」

上人に対する錬堂氏の思いがわかる。

私が尋ねた時はお留守だった。

本書ができ上ったら会いに行こう。

フェイスブックで次の投稿を見つけた。
2012 11 4
最近になって……身の回りに起きてきた不思議なことを人に伝えようと思った。
それは……2004年ぐらいから……始まった。
2004年東京の本應寺の品愚上人とのセドナの旅から始まった。
セドナ・ベルロックの上で朝のお勤めの時に起こった。

頭の上に……何かいる？

上人に話したら……返ってきた言葉が「ハエでもいるんじゃない？」

いや……そんなものではない。

その直後……背中にそれが入った「ズーーン」と。

写真を撮っていた人がいた。

写真を見ると確かに背中に入った。


まさに不思議な話だ。

それが写真に写っている。益々不思議だ。

セドナの地が、古くはネイティブアメリカンが『聖地』として崇めていた土地ということも関係しているのか。

錬堂氏は品愚上人の縁で、ネイティブ（シャーマン）との交流が始まった。

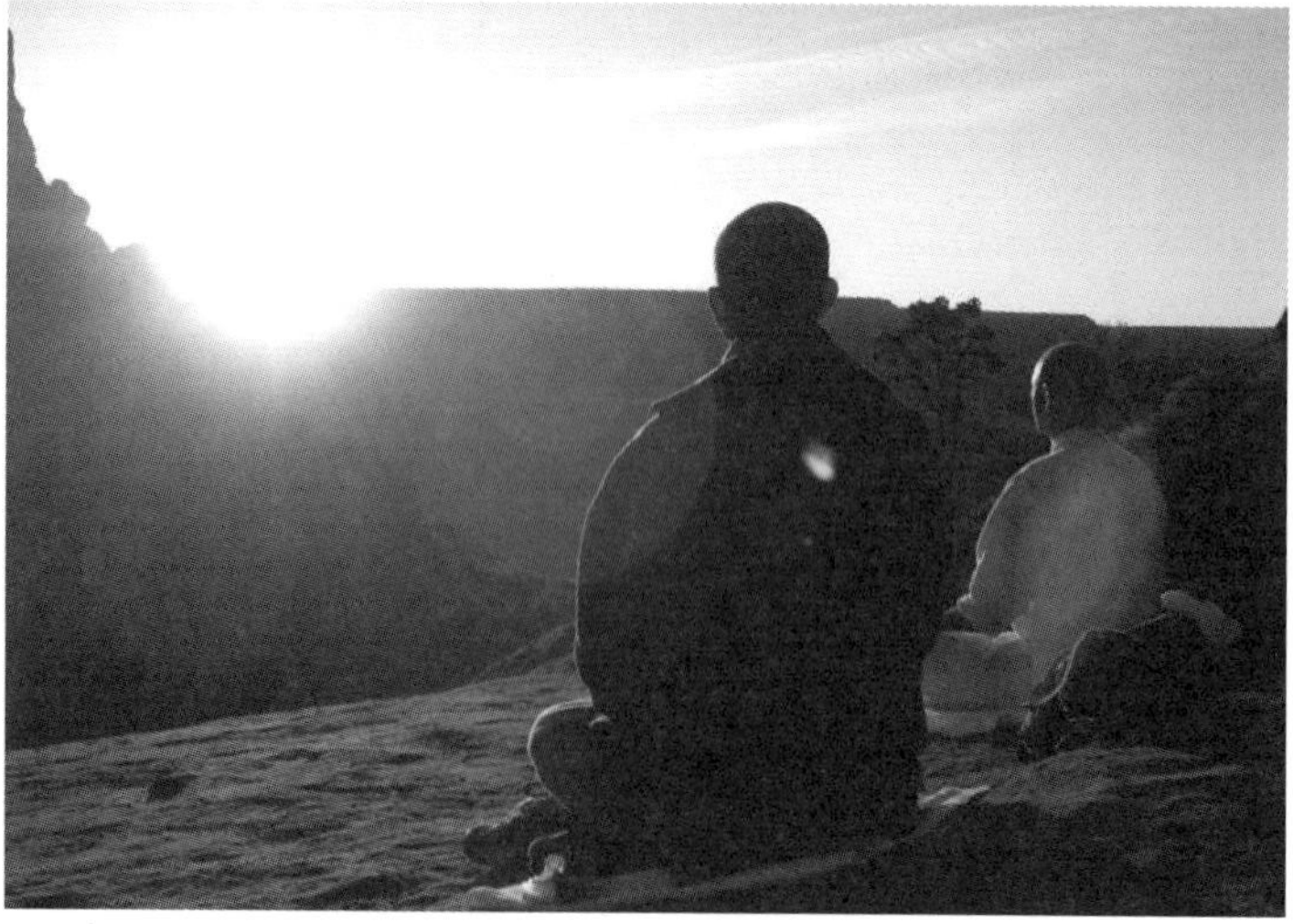

確かに背中にオーブが写っている

普通なら会えないような人と錬堂氏は出会う。

やはり普通の人とは違う、何か役割というか使命があるようだ。意味があって出会うべき人に出会っているのだ。

しかしそれは結果であって、特別に考えてそうなったわけではないようだ。

錬堂氏は言う。

「人の一言で自分の人生が変わってきた」と。

素直に人の話を聞ける人なのかもしれない。

錬堂氏はさらに言う。

「私の場合は、振り回されていると言うのが一番正確な言い方かもしれない」と。

その言い方はともかく、錬堂氏の出会いを大局的に見ると、間違いなく何か大きな力で動かされている。

人との出会いを錬堂氏は、次のように表現する。

「縁を作ってくれた人は、大局に結びつけるメッセンジャー。

自分と何かをやっていく人は実践ジャー」

大きな道を歩むに、必要な人が必要な時に現れてくるという意味だろうか。

いずれにしても錬堂氏には、新しい出会いが次々やってくる。天城流湯治法が広く展開するために……。

日本人の生き方　身体を大切にする意味

セドナでの不思議な体験話が出てきたので、もう一つ怪しい話？　を紹介したい。錬堂氏は、幽体離脱を三回体験し、死線をさまよったことがあるという。一般的に幽体離脱を経験する人は少ないと思う。それがどんなものなのか、錬堂氏の話を紹介したい。

不思議なことに、幽体離脱をしている時は夢を見ているような感じになって、体の中に存在していない――束縛がない――ので凄く気持ちがいい。呼吸しようとする意識もなく呼吸しているし、体の中に存在していないので体の重みも感じない。それが、体の中に戻った瞬間、呼吸は苦しいし、体は重いし自在に動かない。それを何回も実感してきてわかることは、この世の中で体と共に生きているのが一番の修業であって、凄く辛いということがわかる。

この世で生きている間は、体から逃げることはできない。

だったら、この体が楽に痛みがないように生きられるようにすべきだと思う。

それが私のシャーマニズムです。


私は、こういう話が好きだ。幽体離脱の話ではない。幽体離脱の体験を通して現実をしっかり見ている。幽体離脱がわからなくても、シャーマニズムがわからなくても、自分の身体を大切にする。これなら私にも理解できるからだ。

続けて、こう説明してくれた。


肉体を置いて精神世界のことだけを言う人が多いけど、そうではない気がする。

日本人は、心身一如、心と身体は相通じあっているととらえている。

西洋から精神世界のことやスピチュアルのことが入ってきて、生きていく上で大事な肉体を脇に置いて、強調して語られるようになってしまった。

それは、心や精神のことをより良く知るために必要だったと言える。

だからそれが悪いわけではないけれど、今はその過程を経て、日本人が精神だけでなく肉体も大切にするという考えを覚醒させていかなければならない。

日本人は肉体を単なる肉体ではなく、精神をも含んだ全体を人間としてみる。

それが日本人の最も崇高なる思いである。

そのためにも「自分の身体は自分で守る」、精神を大切したいからこそ肉体も大切にする。

肉体が正常な状態、元気になっていくと、精神（心）も元気になる。

精神（心）も身体も大切にすることを日本人自身が改めて自覚し、それを日本人が世界に伝えていくべきだと思う。

この世に生まれて、生きているという原点に戻る。

だから身体を大切にする。

それこそが、天城流湯治法が伝えたいことである。

シャーマニズムと天城流湯治法の使命

天城流湯治法が何で身体を大切にするか、その目指すところは単に痛みをとるだけではないことがわかる。

それがまたシャーマニズムにもつながっているようだ。話を聞いていて思うに、天城流湯治法もシャーマニズムも「人の生き方」でつながっているような気がする。

元気で生きる。そのために「自分の身体は自分で守る」

自然と調和して生きる。

これは人間にとって、永遠のテーマかもしれない。

シャーマニズムについて、錬堂氏の話を紹介したい。

私は縁あって、シャーマンの集まりである世界長老会議に日本代表として参加している。

天城流湯治法の行くつくところは、結局はシャーマニズムのような気がしている。

シャーマニズムとは何か。

生活のほとんどを自然に頼って暮らしていた人々は、自然の中から食糧や生活に必要なあらゆるものを得てきた。

経験に基づく野生の動植物に関する知識とともに、いかにそれらを滅ぼすことなく、長く安定して手にするかということに常に注意していた。

そのためには、自分たちを含めた自然界を支配している人を超えた「超自然的な世界」とのよりよい関係を築く必要があった。

彼らにはアニミズムの信仰があった。

そして、超自然的な世界と接触をする手段としてシャーマンが行うシャーマニズムがあった。

シャーマニズムを通して人々は自然界から様々な恩恵を受けていた。


日本人のシャーマニズム（精神世界）はワタリガラスの世界だ。

昔から……コンドル（南米インディオ）とイーグル（北米インディオ）が舞う時、西からカラスが知恵を持ってやってくるという言い伝えがある。

この言い伝えを訳すなら、北米の先住民と南米の先住民が事を起こす時、日本人が何らかの知恵を皆に授ける役目を担っているという事だ。


日本は火のエネルギーに関しても、この世界で最終的な火のエネルギーである原子力のエネルギーの恐さを広島、長崎、福島と体験している。

今こそ、日本人の知恵と誇りを胸に、世界を揺り動かし、人々を癒し、大地を癒し、地球を癒し、宇宙を愛する事を知らせなければならない。

自分の持っている知恵を使って、何かを、始める準備をするのだ。


精神世界と肉体の世界がある。

精神世界をやる前に肉体が整っていないと、いい精神が浮かばないし、いい精神は寄ってこない。

シャーマニズムの中で、いい肉体を持っていない人は、あまり高くない精霊がきてしまう。こぞって坊さんとか、宮司さんもそうだし、世界中のシャーマン達は節制して肉を食わない。精進料理を含めて、肥満にならないような方法もあって、ストイックに体をコントロールができると、いい精霊達が近づいてきて、いい啓示を受けることができるということがある。

自分の体は自分で管理する。

自分で守るということが大事になってくる。

天城流湯治法の究極の目的は、そこにつながっていく。

シャーマンには三つのタイプの人がいる。

語り部と言って昔から代々伝わってきた伝説を一語一句語り継いでいくタイプ。

呪術使いと言って呪い殺すとか将来どうなるとか、ダメになっている原因を探るとかをやるのが呪術師。

もう一つメディソンマンという薬を調合したり人の体を治すタイプ。

この中で私はメディソンのタイプ。どうやって病を治すのかの部類に入る。そういう立場で言うと、私はシャーマンと言われればシャーマンの一人ということになる。

第四章　天城流湯治法関連セミナー

では実際、天城流湯治法は、どのような動きをして広がりを見せているのか。

幾つか紹介したい。

まずは大切なポイントを、錬堂氏のフェイスブックから紹介したい。

知らないことは恐ろしい

二〇一四年一月、錬堂氏は六十四歳になって、遊ぶための筋肉トレーニング「プレイボディ」を始めた。

ボディビルを目指す訳でも……無く。

アスリートを目標にするでも無い。

「気持ち良く遊ぶための身体づくり」の一八〇日トレーニングプログラムを実験中。

見た目は普通に見えても、スポーツクラブで行う独特のトレーニング方法。

1stの六十日間

身体と対話して自分の身体の痛んでいるところ、動きの悪いところや心臓、呼吸などの遊びに必要な機能が落ちているところに気づき、その症状を自分のトレーニングで改善するプログラム。

2stの六十日間

今まで使っていなかった筋肉の機能を高め、覚醒するための軽量負荷をかけてのトレーニング。

3stの六十日間

遊びによって疲れてしまった身体や痛んでしまった身体を復活するためのトレーニング。さらなるパワーアップのためや、いい状態を維持するためのトレーニング。

錬堂氏は、全国ツアー中、そのトレーニングをしている。

札幌のスポーツクラブで……気がついたことがあったとフェイスブックに書いた。

驚いたことに、クラブでトレーニングしている人の九割は骨盤が開いていて……

下半身がポコッと出ている……

簡単に直せて……

お腹が引っ込むのに……

知らないんだね……残念。

錬堂氏は人の身体を見ただけで、身体の異常がわかる。

健康のために頑張っていても、大事なポイントを見過ごしていては効果も薄い。

知らないことは、恐ろしいことなのだ。

身体の具合が悪くなってからではなく、その前に自分の身体の健康管理をする。

何事も健康であってこそ、なのだ。

その意味でも、天城流湯治法を学ぶ価値はある。

天城流湯治法は、「自分の身体は自分で守る」を基本としている。

どこでそれを学べるのか、順次紹介したい。

天城流湯治法WEBサイト

天城流湯治法の主旨、新しく開発した手技の情報、全国で展開しているセミナーや体験会の情報（希望のあるところには新規で開催します）、各地の指導者の情報などを公開しています。

天城流湯治法指導者育成セミナー

天城流湯治法の基本的な技術を学習して基礎的な知識を身につけます。

（主なプログラム）

・自分の身体を知る……………姿勢チェック・顔診法・望診法

・痛みの対処法…………………膝痛・腰痛・40肩・50肩等の痛みの緩和法

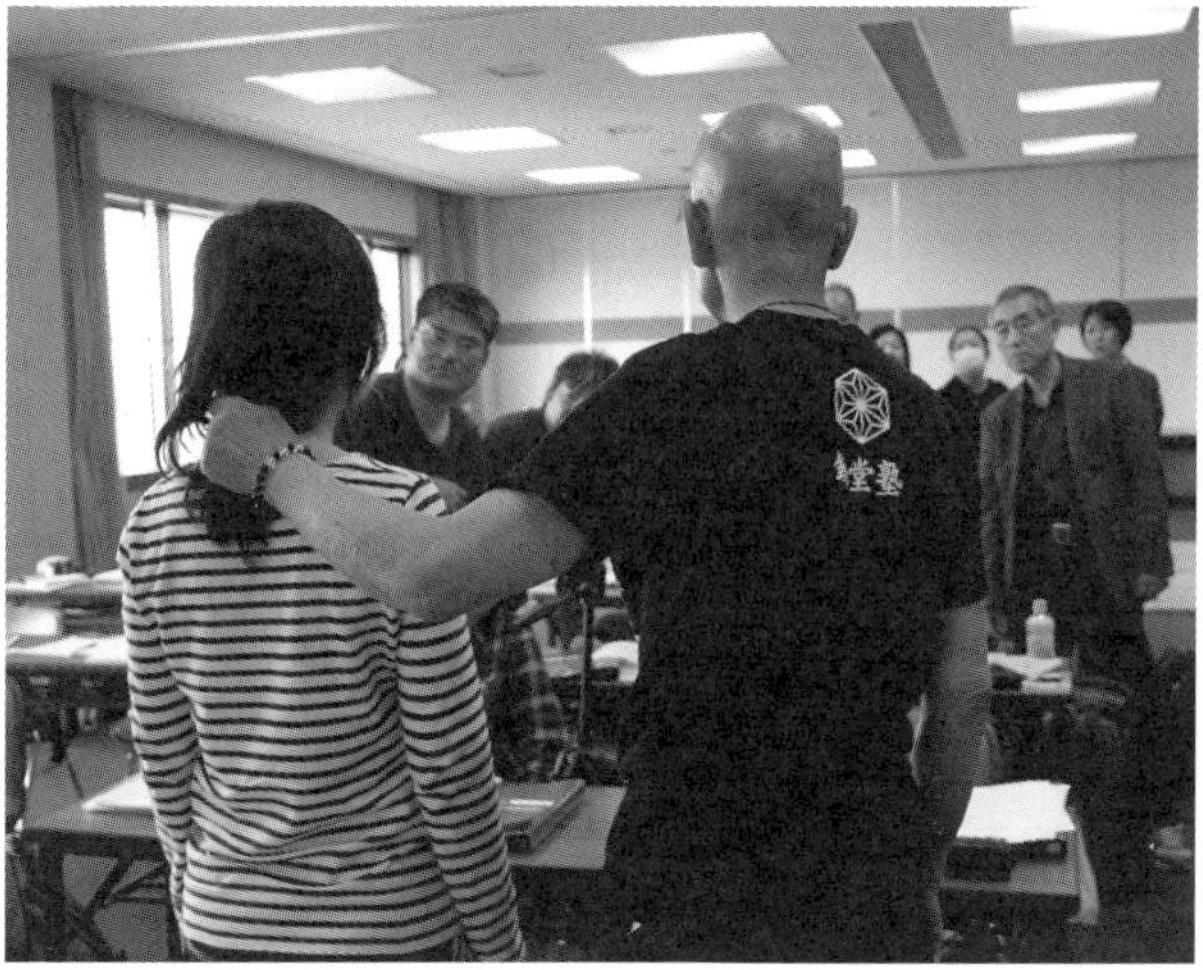

48期セミナーの一コマ

・免疫を高めるエクササイズ……天健躰操

健康セミナー

全国各地で開催している健康セミナー。
自分の身体がどうして具合が悪いのか、自分の「身体との対話」を通じて自覚します。
痛みの原因を探ったり、その痛みを自分で治す方法をセミナーの中で学びます。
また免疫を上げるためのエクササイズや痩身のための自己指圧法を体得、
気持ちよく生きていくための生活の知恵も伝えています。

海外展開

資源の乏しい日本が将来的に目指さなければならないのは「世界の健康保養地・日本」。

それには、世界に向けて日本の健康文化を世界中に伝えなければなりません。

まずは世界中に滞在している日本人が、この健康文化に精通していなければ信憑性に欠けるので、世界中に指導者を育て、日本の健康文化である手技、薬草、食事、衣服、家具、生活習慣を学び伝える役割があります。

現在、アメリカ、オーストラリア、ドイツを含む世界に展開中。

伝統療法カンファレンス

このカンファレンスには錬堂氏が常時、出演して技術交流を図っています。

趣旨は、次の通りです。

忘れられた日本の伝統療法、日本にも武術の殺活として、活法（療法）が存在しました。

明治維新の武士階級の崩壊、西洋医学の台頭により、多くの活法が消滅しました。

しかし、日本にも様々な「療法」が存在しています。

「知られざる手技の世界」にスポットをあて、伝統療法を再認識していただくと共に、健康の在り方について、より多くの方々にアプローチできる場を提供しています。

伝統療法カンファレンスは、まだ生まれたばかり。平成二十六年（二〇一四年）五月、東京の大田区にある産業プラザPioで第二回目を開催。

参加予定者

伊澤　亮平　医師・医学博士・上杉山整形外科クリニック院長
堀田　忠弘　医師・堀田医院院長
内海　聡　医師・Tokyo DD Clinic院長・NPO法人薬害研究センター理事長
荒木　秀夫　徳島大学教授・学術博士
浅井　融　浅井治療所院長
杉本　錬堂　錬堂塾主宰
岩本　直己　いわもと接骨院院長
中山　辰也　中山予防医学研究所所長
平　直行　柔術道場ストライプル主宰
小口　昭宣　筋整流法創始者・古式腱引き伝承者
島津　兼治　柳生心眼流竹翁舎師範・伝統療法カンファレンス実行委員会最高顧問

からだ会議

全国で開催しているカンファレンスです。

趣旨は全国に存在している質の高い技術を持った治療家の発掘や、地域にある昔から伝わっている身体に効果のある薬草や食べ物の再発見をするために「からだ会議」の講師などを派遣、会議を通して検証する。

一次産業である農業の推進を図り、商品化する。

また、からだ会議を通じて全国のネットワークを構築、お互いに広報・宣伝を担う。

格闘家（アスリート）の体を治す

今までと切り口の違った施術の技を研究して、海外の療法より効果がある日本の技を開発して和トレーナーを育て、二〇二〇年に開催される東京オリンピックに向けてアスリート達の身体のポテンシャルを上げていくのと同時に選手生命を長くする。

アスリートの選手達が引退後に選手時代の身体に対しての障害の経験を活かし、次のステージに向かいトレーナーとしての活躍の場を構築する。

脳梗塞の後遺症を温泉で治す東伊豆町

年間三十万人を越える脳梗塞の後遺症を、温泉の中で、痛みの無い、気持ち良く、効果があるリハビリになるように医療機関、治療家、公的機関と協働し温泉療法を研究、実証していく。

その結果を踏まえ、都会と地方を温泉療法を通じて交流を図り、地域医療や、医療費削減を目指す。

新しい形のリゾート構想

このような地域に対しての思いを、錬堂氏はＦＢに投稿している。

２０１４年1月6日
今朝、思いついた……
日本全国の温泉地やリゾート地は、これから日本国民や世界中の人々の健康を回復する
リゾート地を目指さなければならない。
目指せ　新しい形のリゾート構想　リゾートリハビリ……略して

「リゾリハ」

身体の痛みから始まり、パワーアップ、脳梗塞のリハビリまでをリゾートで行う。

例えば　石垣島では南国の地を利用して
代謝の悪い「陰性の疾病」に対して
　1　暖かい環境を利用する
　2　石垣島ユークレナなどを利用して代謝をよくする
　3　石垣で採れる薬草、薬効のある農産物・海産物を利用しての食事
等

地元一次産業を巻き込むリゾート地。
さあ　リゾートリハビリを目指し本来の観光を……
リ・ゾ・リ・ハ……が観光の……オ・モ・テ・ナ・シ

第五章　試してみよう　天城流湯治法エクササイズ

錬堂氏は天城流湯治法のエクササイズをフェイスブックで公開している。その中から幾つか紹介したい。

その前に、天城流湯治法が捉える痛みの考え方について少し説明したい。

人は健康でありたいと思いながら、意外と身体に何らかの異常が出てくるまで自分の身体に関心が行かない。

しかし身体は毎日使っている。メンテナンスが必要である。

そう思って身体に関心を持ってくると、身体の少しの変化に気がつくようになる。

身体に触ると、「あれ、こんなところに痛みが」という箇所が見つかったりする。

それが腰だったら、悪いのは腰だ。だから腰が痛いということになる。

ところが天城流湯治法では（自然療法や代替医療、予防学でも）、その痛みはその箇所とは別な箇所に原因があると捉える。

これから紹介するエクササイズを見ると、痛みの箇所と手当てする箇所が違っていることがわかる。

なぜか。

それは、痛みの原因のほとんどが——打ち身、切り傷、やけどなど障害からくる痛み以外は――瘀血によって腱が委縮し癒着してしまって起こる展張痛にあるからだ。

（展張痛については、第一章、中山予防医学研究所　湯治師 中山辰也所長の文章にも出ています）

痛みは、筋肉と腱が癒着して起きると捉えている。

その手当てのポイントは三つ。

腱を「のばす」

筋肉を「ほぐす」

筋肉と腱を骨から引き離すように「ゆるめる」

自分の手で行うため、道具もいらず、場所も選ばず、時間もかからず、手軽にできる点に天城流湯治法の特徴がある。

この方法で痛みの六〇％～七〇％は改善される。ぜひお試しあれ。

お薦め書籍（沢山のエクササイズが掲載されています）

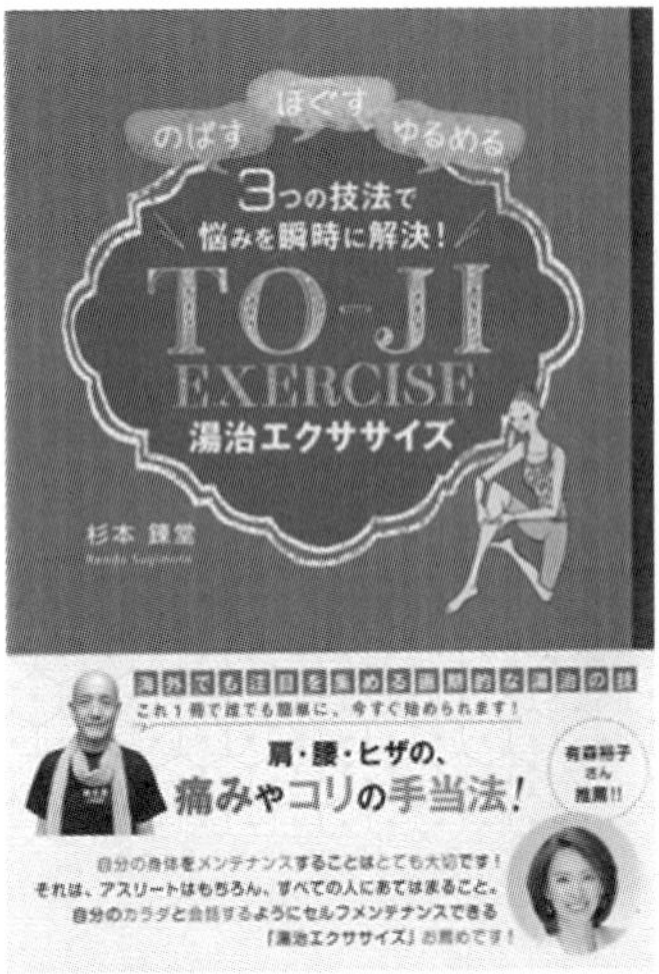

杉本錬堂著
「のばす」「ほぐす」「ゆるめる」３つの技法で悩みを瞬時に解決！
『湯治エクササイズ』（bio books）

定価：本体 1,500 円＋税

1　首の痛み

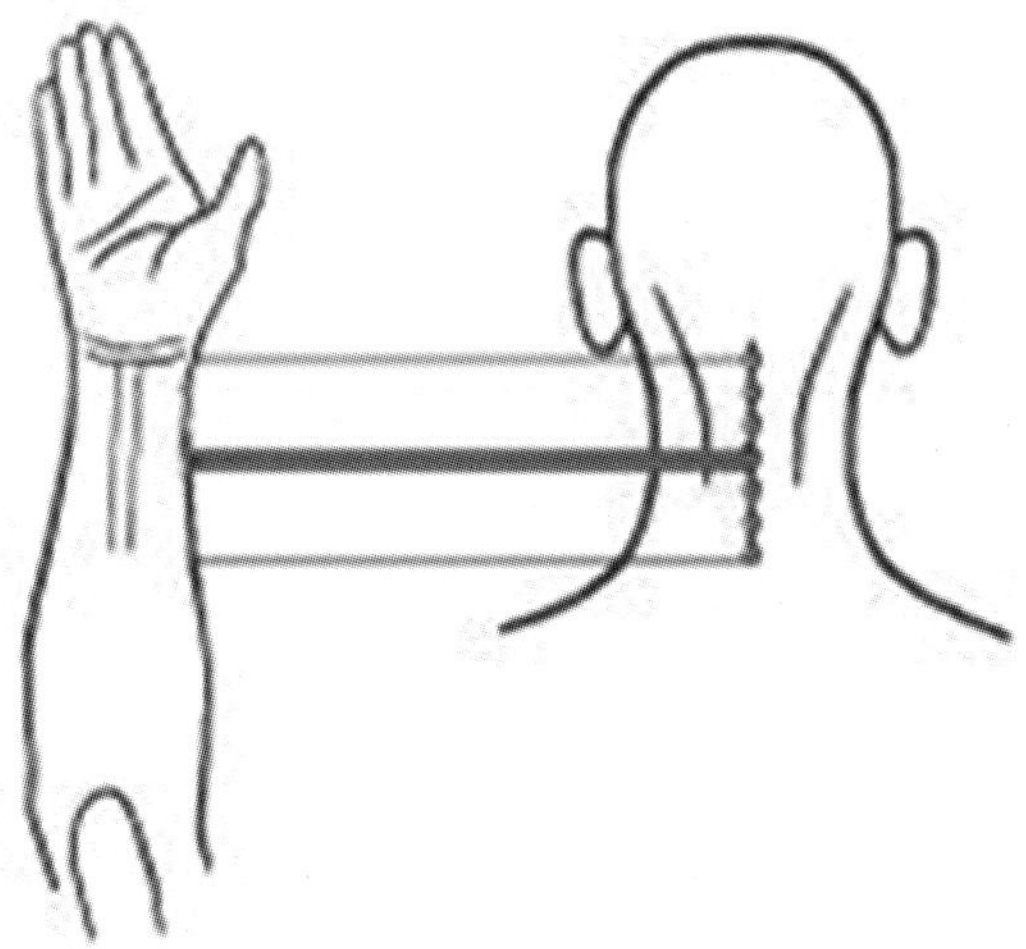

首の痛みは手首の滞りから起きている。
手首腺から肘までの間で太くなっているところまでの長さが首の長さと比例する。
首の真ん中が痛い場合、太い線で示した手首の真ん中が滞っていて、骨のわきにある細い腱が癒着している。
次ページに手当法を紹介。

首の真ん中の痛みを解消する手首のポイント

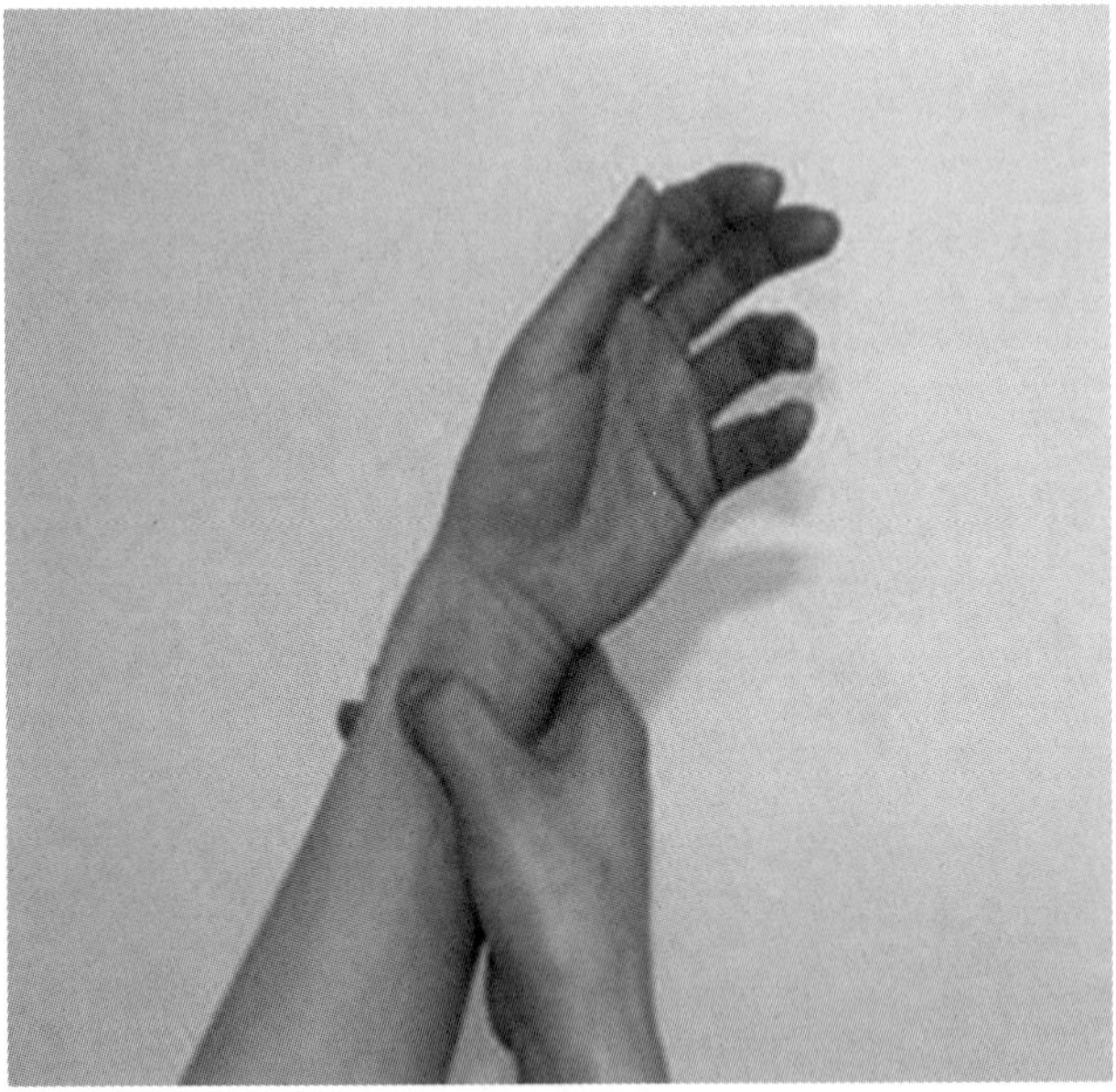

骨のわきに細い腱がある。その腱の癒着しているところをつめの先で引き離すように「ゆるめる」

首横の痛み

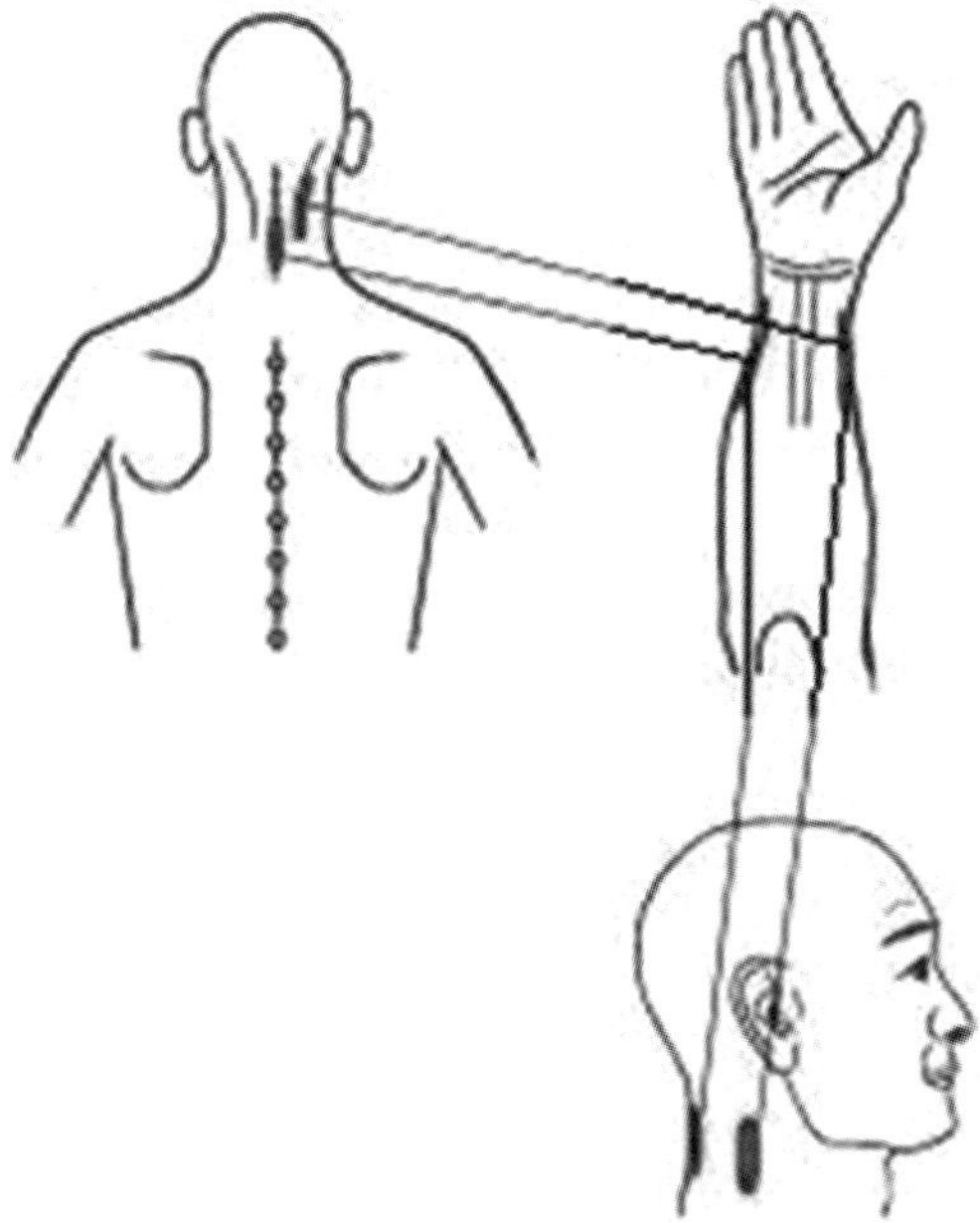

首の痛みは、首横の痛みと後ろの頚椎の部分の痛みとがある。
首横の痛みは、親指の延長線上の手首に滞りがある。
後ろの頚椎の部分の痛みは、小指の延長線上に滞りがあって骨に腱が癒着していて動きが悪くなっていて首の部分に負担がかかり展張痛で痛む。

首の痛みは、手首、乳首、足首に

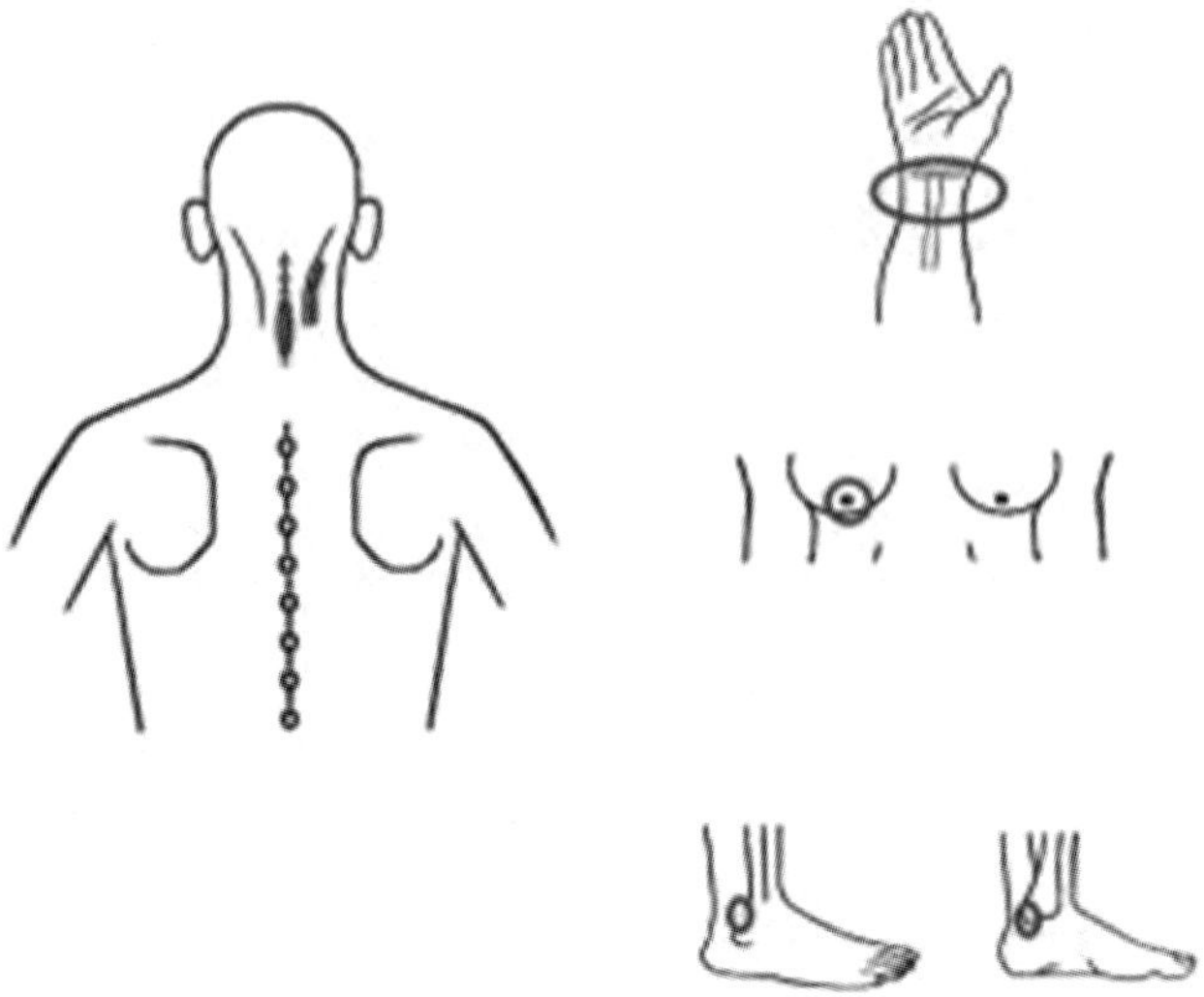

首の全般的な痛みは手首に原因があって、
手首をほぐすと６０％～７０％の痛みは改善される。
手首で改善しない表面のツッパリの痛みは、
乳首に原因があって乳首をひねるようにほぐすと改善される。
奥の痛みは、足首のくるぶしの後ろに原因があるので、
骨から引きはがすようにほぐす。
首横の痛みは足首の内側。
後ろの頚椎の痛みは、足首の外側に滞りがあるのでその部分をほぐす。

2　四十肩　五十肩

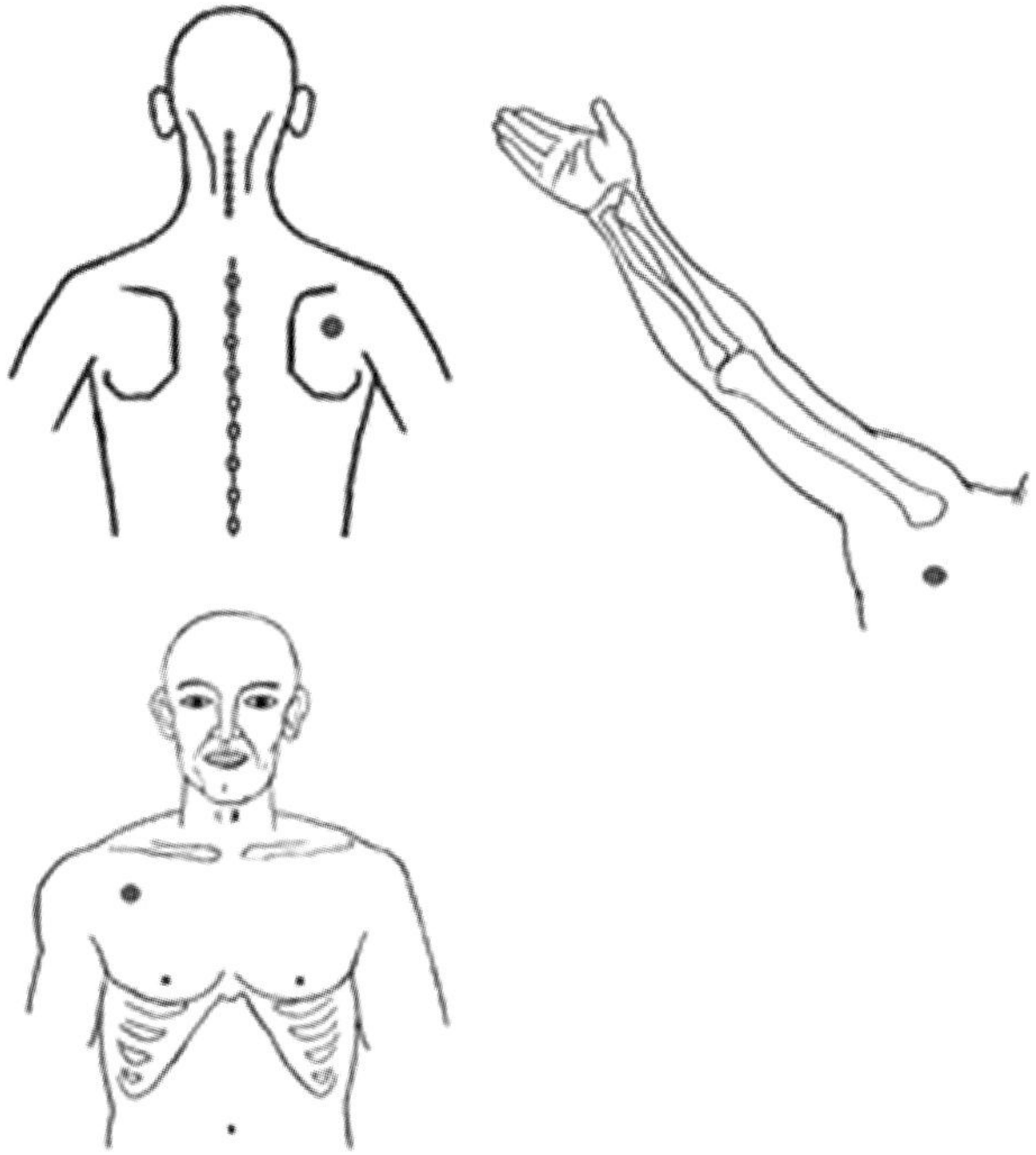

40肩、50肩は肩の炎症でもなんでもない。
大胸筋が肋骨（鎖骨の下の所）に癒着しているのと、肩甲骨の中央に滞りがあって、腋の下の奥に腱が癒着している。鎖骨の下の所と肩甲骨のところ、腋（わき）の下の真ん中のところをほぐす。腋の下は飛び上るほど痛いのでそっと指の先で腱をずらすようにほぐす。

3 ぎっくり腰

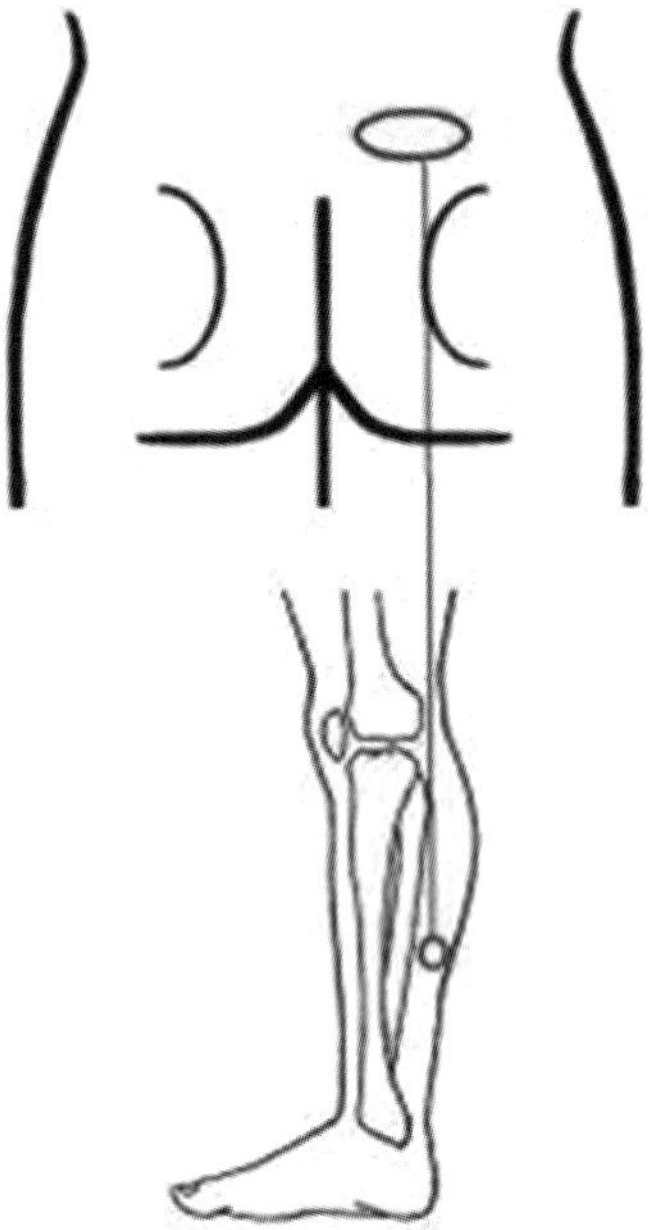

突然、襲ってくる、ぎっくり腰。

ギクッときた瞬間!!　1週間はどんな風に身体を動かしていいか？　判らないぐらい……何をやっても唸るぐらい痛い。

ぎっくり腰は　腰のダメージでは無く、ふくらはぎの筋肉の下側に凝りができると起こる。

ギックリになる前は……ふくらはぎに違和感があるはず。

もし、なってしまった時も、ふくらはぎをほぐすとリカバリーが早い。

ここの部分は相当痛いので、指を押し込むように「ゆるめる」。

4 脊柱管狭窄症

お尻から膝にかけてのしびれ

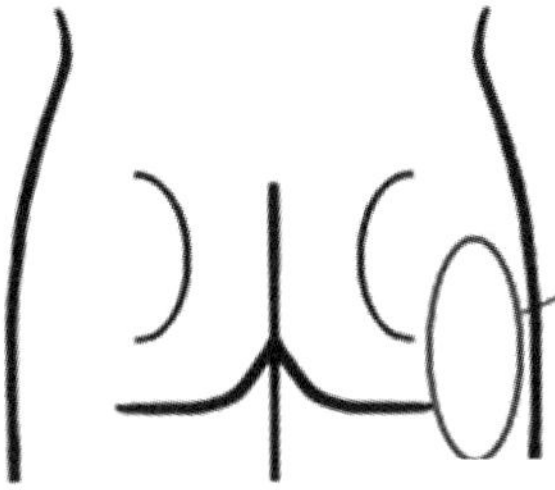
おしりの外側から膝にかけて
痺れるような痛みがはしる。

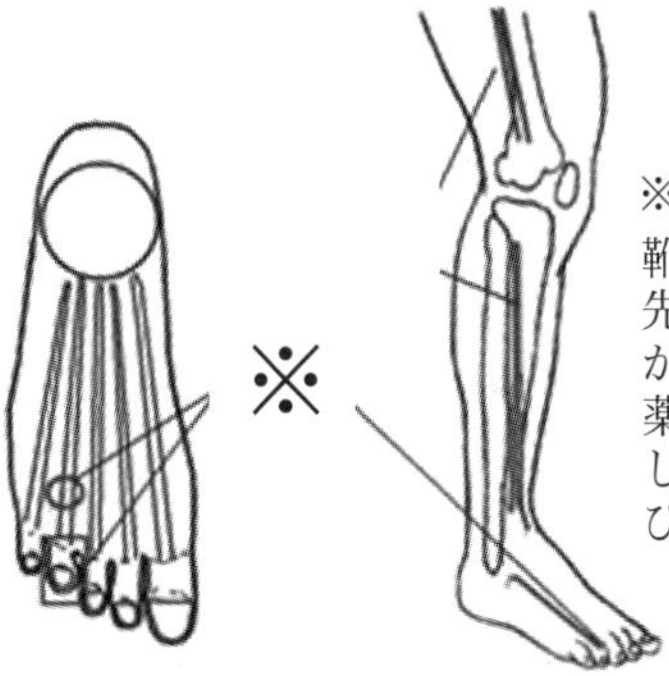
※
※
靴やサンダルで薬指の
先が当たると薬指は嫌
がって縮む。
薬指の系統全体が委縮
して大腿の外側まで及
び、腰まで痛くなる。

最近多いのがこの腰痛である。

ほとんどの治療家が原因が判らず治すのを難渋する。

第４指を引っ張って伸ばし、むこうずねと太腿の外側をほぐすと、あっと言う間に改善する。

靴のデザインと日本人の足型とが合わないために、４指の指先が靴にあたり指が縮み、第３指に踏まれて更に縮む。

　そのため、その部分に繋がるむこうずねから太腿の脇までの腱が縮み、おしりの横側の部分がしびれるような痛みがおきてしまう。

坐骨神経痛や椎間板ヘルニアに間違えられやすい。

5　ドライアイ・涙目

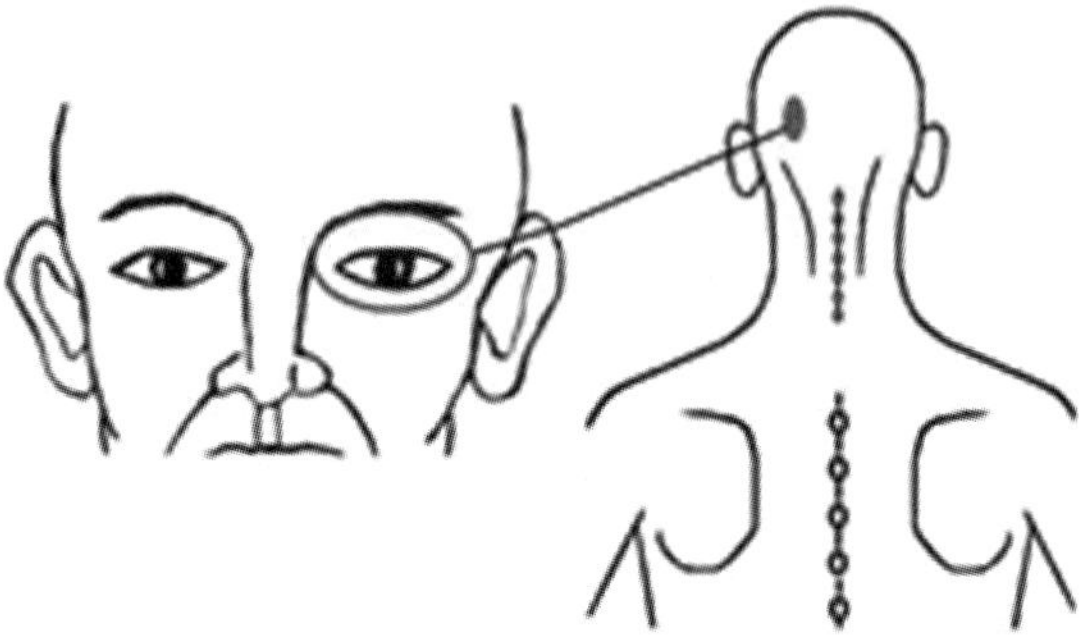

眼精疲労、疲れ目、涙目、ドライアイは、ぼんのくぼと、その上２～３センチぐらいのところに滞りがあって、押すと痛い。そこをほぐす。原因は咀嚼不足。

ドライアイや目の奥が痛むのは、咀嚼不足（一口２５回以上噛まない）で小腸系のストレスになり、右側の目に起こる。
便秘で大腸系のストレスになると、左目がドライアイになり、目の奥の痛みとつながる。

6　ドライマウス　唾液の分泌を促す

説明は次ページ

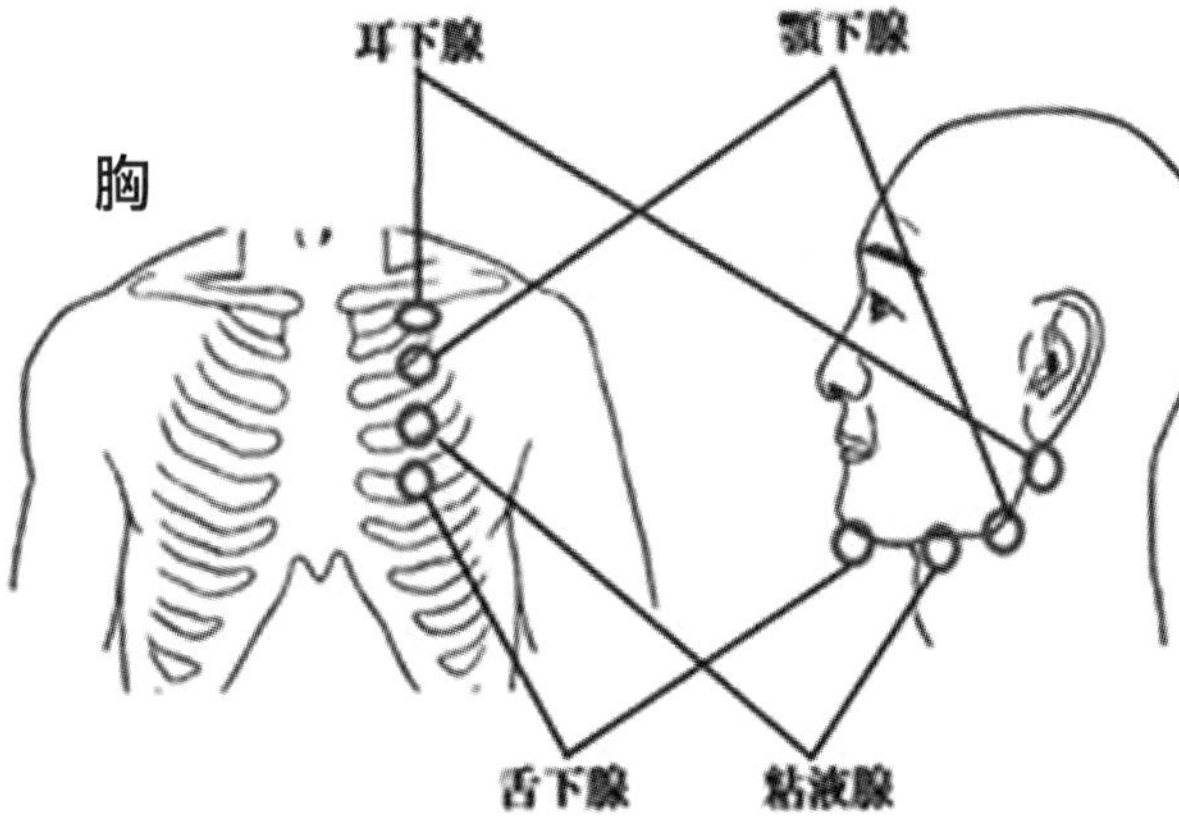

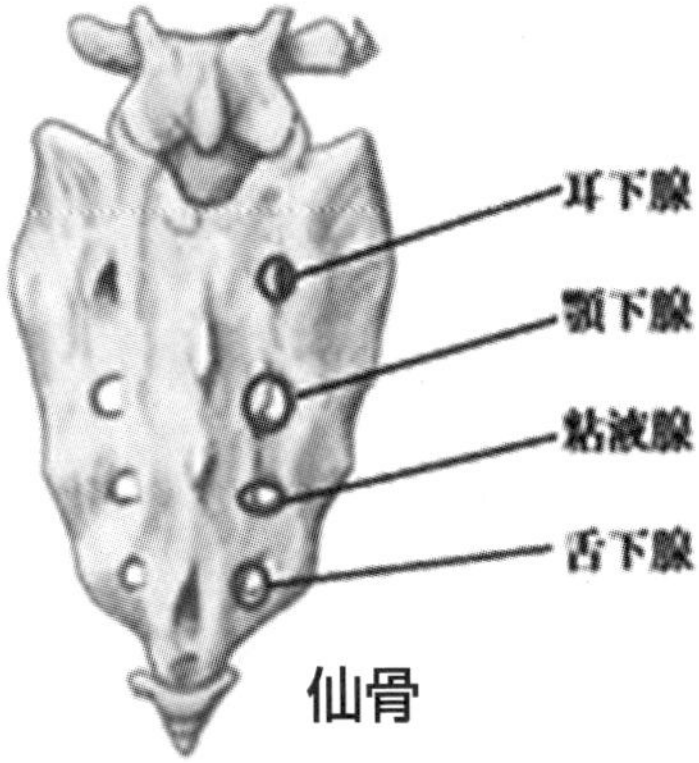

何故？　ドライマウスになってしまうのでしょう？

それは咀嚼不足で、食べ物を飲み込んでしまっているので……

胸の部分に滞りが出来てしまい、その部分が唾液の分泌を妨げているので出にくくなってしまっている。

耳の下から顎の中心にある唾液腺は蛇口のようなもので、
そこを閉じてしまうと唾液が出にくくなってしまう。
生理学的には粘液腺と言う唾液は存在しないが……確かにあるのだ。
肋骨の並びを見てみると……存在している。
胸の部分を押すと唾液が出るはず。

また仙骨の４つの穴も唾液腺に直結している。

唾液が出にくいと免疫力は落ちてしまうし、妊娠もしにくくなってしまう。


顎の部分・胸の部分・仙骨の部分を押してみると……

面白いほど唾液が出ます。

7　膝の痛み　膝痛の3つのタイプ

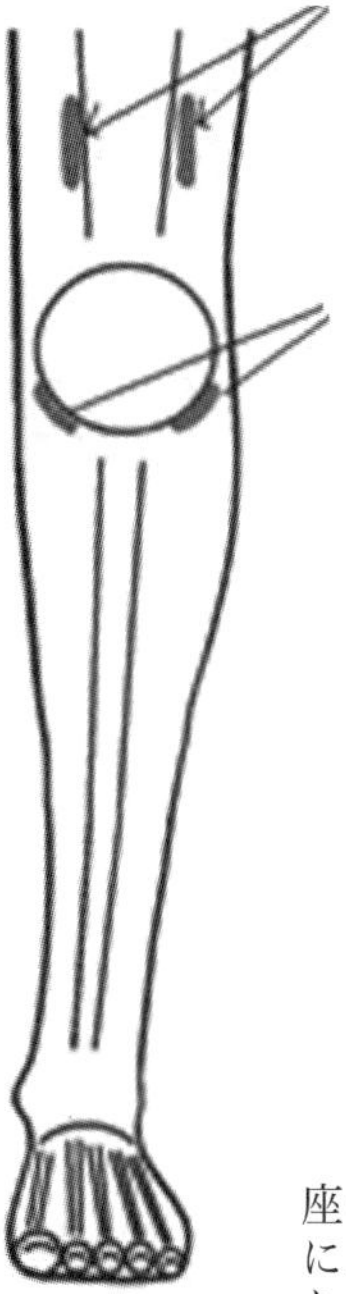

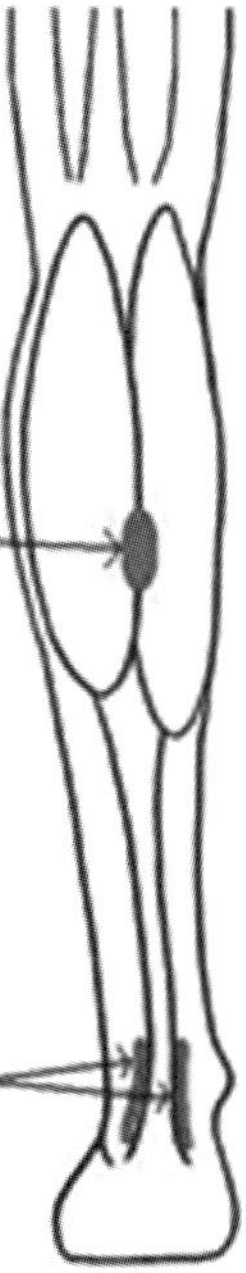

その1

膝の下や周りが痛むのは膝の上の大腿の骨のふちに滞りがあって腱が働きにくくなっている。

立ったままで足をちょっと動かしただけでも膝の下がツーンと痛い。体重をかけただけで痛い膝痛。

その2

歩いた時に膝の関節の真ん中が痛い場合は、ふくらはぎの中央に滞りがあって硬く痛いところがあるのでそこをほぐす。

その3

座っていて立った時に最初の一歩にズキンとくる痛みと、階段を下りる時に足が着いた瞬間に感じる痛みは、アキレス腱のふちに滞りがあり、硬くなっているので、ここをほぐす。

膝の痛みはアキレス腱をほぐす、ふくらはぎをほぐす、ひざ上の腱をゆるめることで痛みは緩和する。動画もあるよ
http://www.youtube.com/watch?v=gmwsyuGtY6Y

8　肩甲骨の内側の痛み

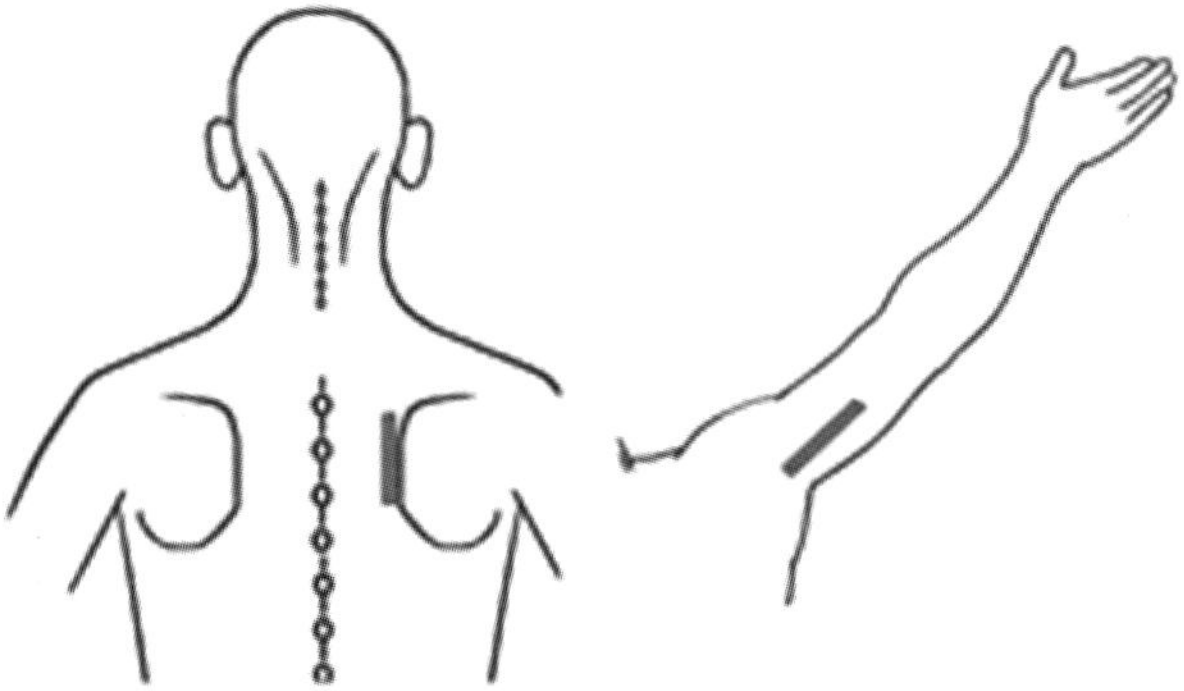

手が届かない肩甲骨の痛み。
指圧、マッサージ、カイロに行っても、なかなか治らない。
それは原因が全然、違うところにあるから。
上腕から肩にかけての骨際の滞りがある。
上腕から肩口にかけて骨際をほぐすと肩甲骨の内側の痛みは緩和する。

9 肩の痛みと肩甲骨の痛み

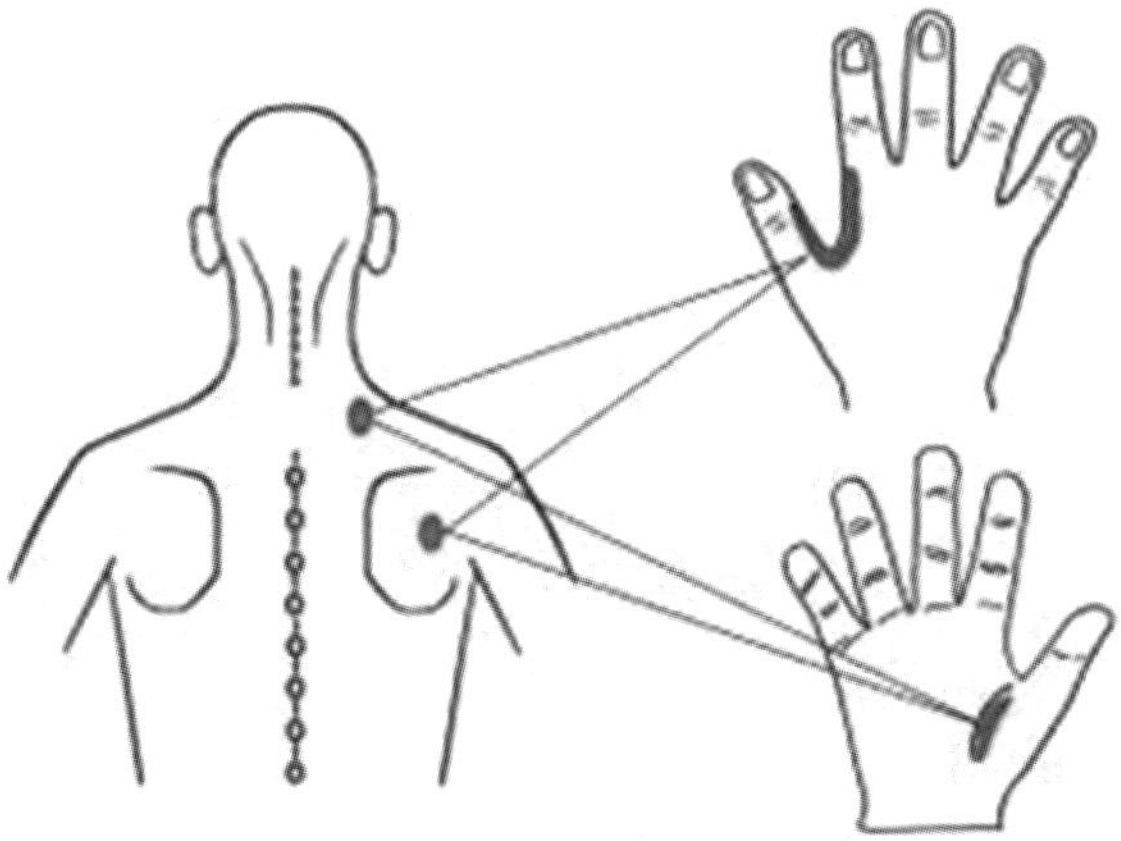

肩の痛みや肩甲骨の痛みは、合谷（ごうこく）と言われる人差し指と親指の間の滞り。
肩甲骨の痛みは、金星丘と呼ばれる親指の付け根の膨らみの所に滞りがある。この２か所をほぐすと肩と肩甲骨の痛みは緩和する。

10　肩甲骨のふち奥の痛み

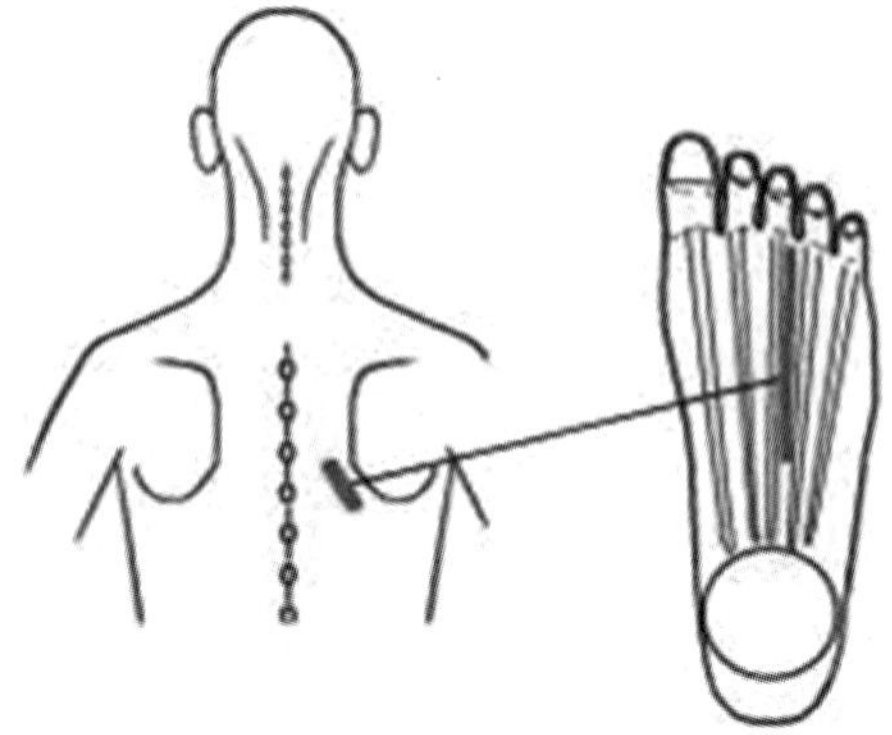

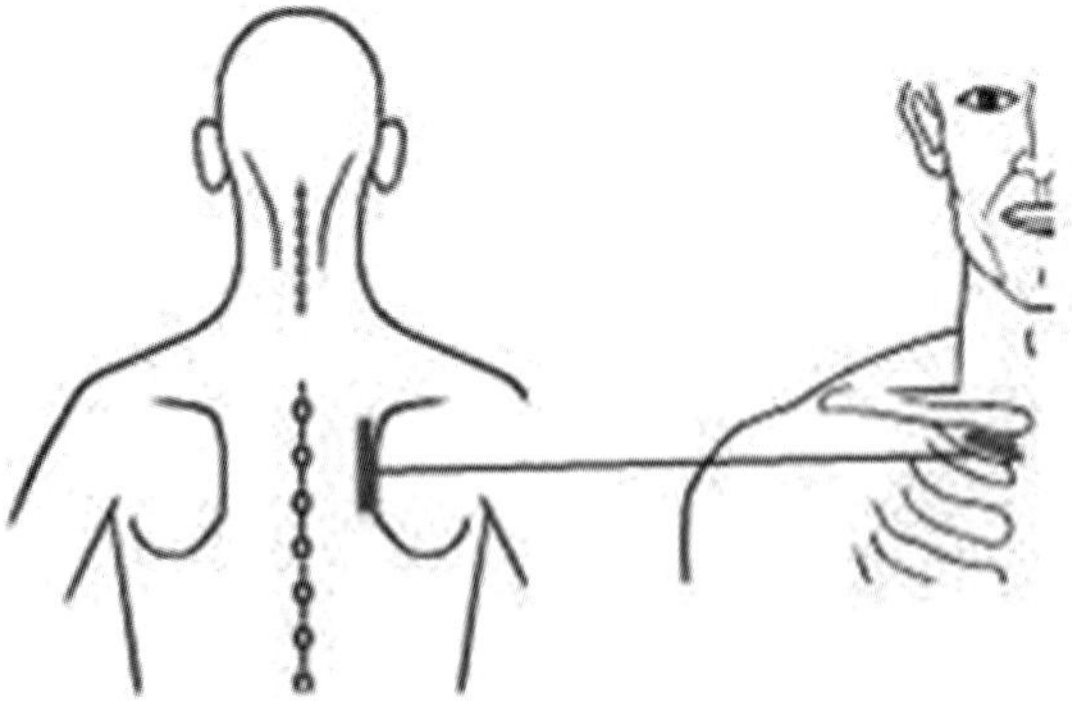

肩甲骨のふちの奥の痛みは、鎖骨の下に滞りがあって、その部分を骨から腱を外すように下げる。

11 背中の痛み

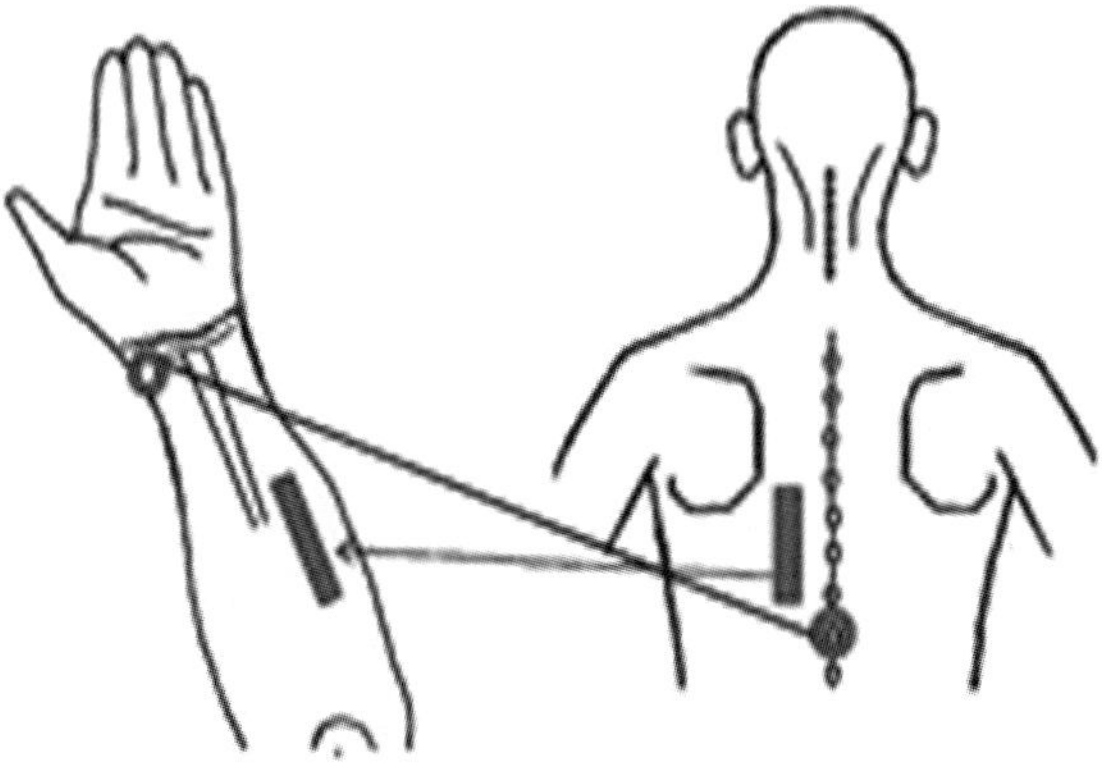

人の身体は手の届かないところの疾患には、必ずそこの部分の代わりに緩和できるような部分がある。
背中の痛みは、肘から手首にかけてのところがそれに当たる。
その部分をほぐすと背中の痛みは緩和される。
慢性化したものは背中が歪んでいる可能性があるので、十分ほぐした後に整骨をした方がいい。

12 乳腺炎

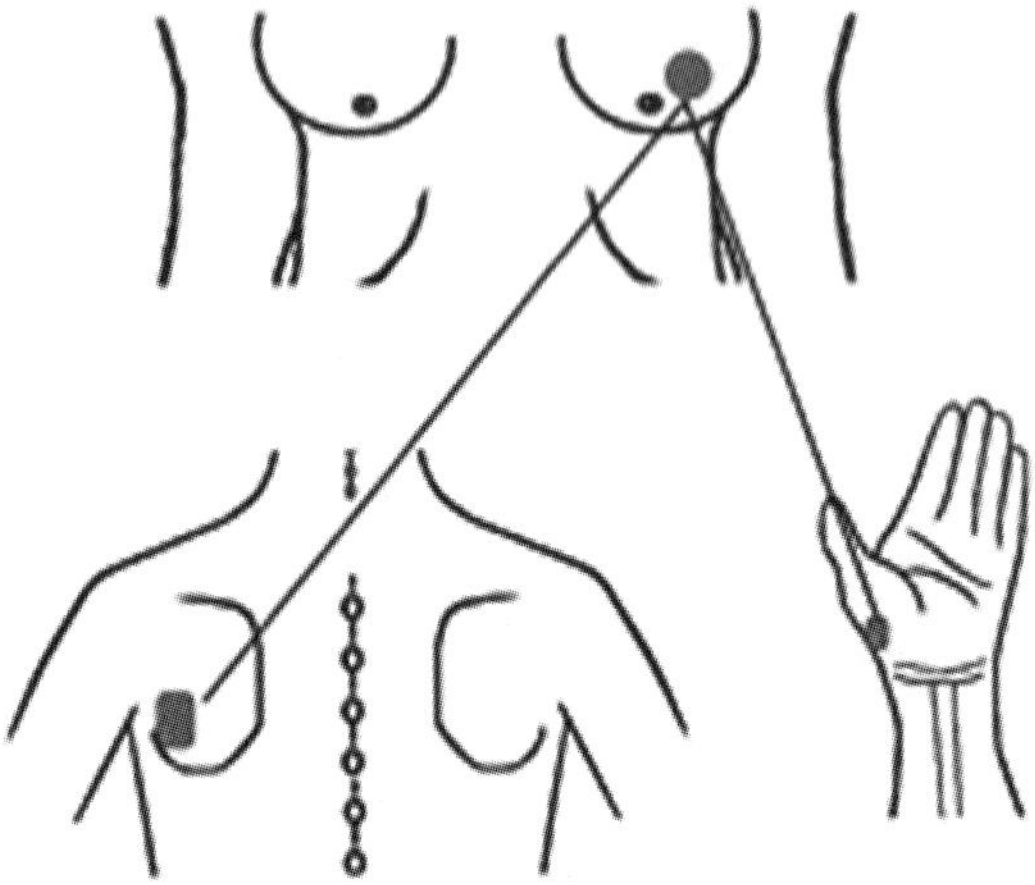

腕のどこか判らないけど痛い……

肩が重かったり、腕があげにくい。

原因は乳腺炎と言われる胸のシコリの事が多い。

これは咀嚼不足による胃腸系のストレスからくる 。

最近、咀嚼不足の人が多いせいか？

この乳腺炎になっている人が多く存在している。

図の肩甲骨の上を爪で引っ掻くようにほぐす、手の金星丘と言われる部分を骨からはずすようにほぐすと改善する　それでも効果が無い場合は医師に相談すること。

13 顎関節症

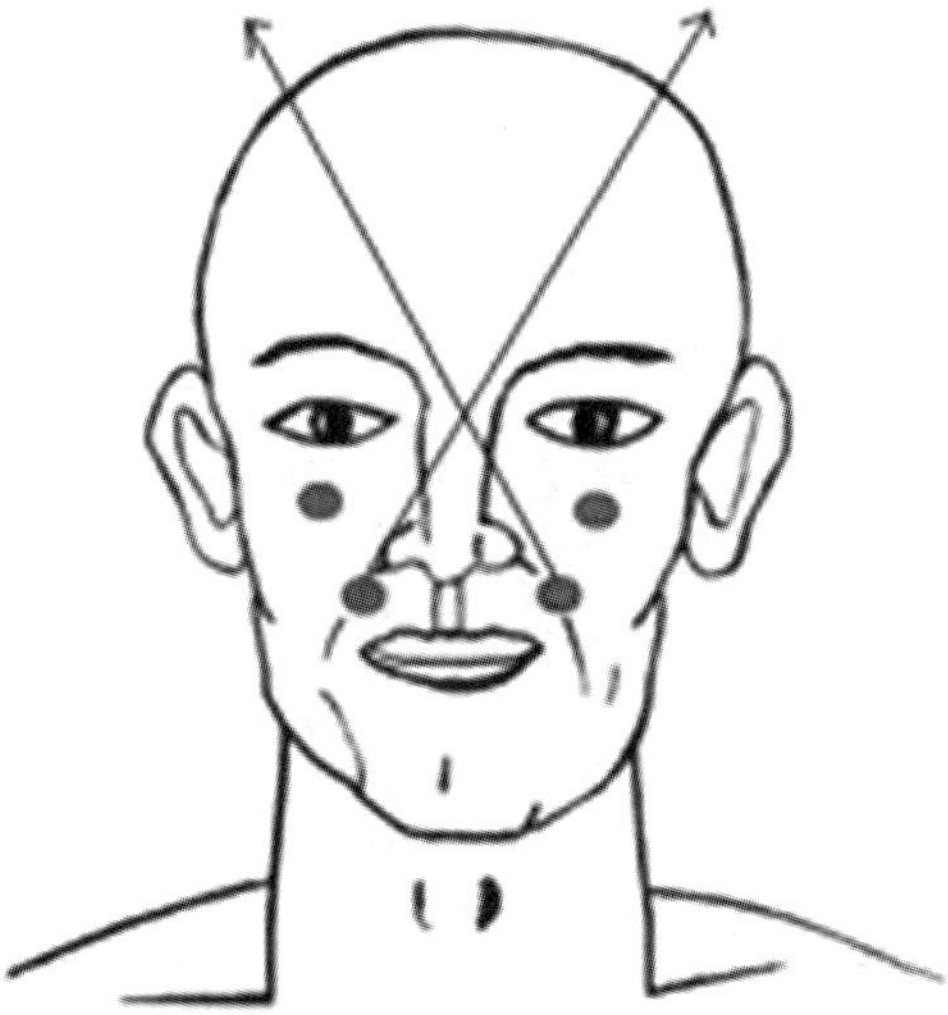

顎関節症は咀嚼不足によって引き起こされる。
滞っている箇所は、頬骨と歯茎の中間点の２か所で頬骨を押し回転させながらほぐす。
口は開けてほぐす。閉じてほぐす。口を開いて横に開いてほぐす。反対に開いてほぐす。
これを２～３回、繰り返す。

第六章

「神々の試練」抜粋
――世界のシャーマンに認められた男――

現在、錬堂氏は自伝『「神々の試練」—世界のシャーマンに認められた男—』を執筆中である。

それを毎週水曜日、フェイスブックに投稿している。

下書きを読ませてもらったが、全て体験を書いているので具体的でわかり易い。何よりも面白い。えー、そんなことがあるの？　と思うくらい、いろんな出来事が出てくる。

やがて一冊にまとめて出版することになっている。

ここでは、錬堂氏の人生の一端を知っていただければと思い、抜粋して紹介する。

生まれて初めて出会ったシャーマン

一九六〇年、十歳の時だった。この頃は実家のパン屋は繁盛していて、色々な人が我が家に出入りしていた。

繁盛している家には人が集まるとおやじはよく言っていたが、正にその頃の我が家は多種多様な「人種が集結」と言っても過言でないぐらい人が出入りしていた。

「ハワイのおじいちゃん」もその一人だった。ハワイのおじいちゃんは太平洋戦争中アメリカ軍の日系部隊にいて日本軍と戦った人だった。

日系部隊とは、米国内に住んでいるネイティブアメリカや日本人達で構成された部隊で常に最前線に送られていたとのこと。

戦後、退役して日本に帰化し伊豆の宇佐美に住み着いた。

ある日、おじいちゃんの家に遊びに行くと、庭で、陽にやけた浅黒い大きな人が、椅子に座ってＬＵＣＫＹ　ＳＴＲＩＫＥを吸っていた。

その傍で、おじいちゃんがレモネードを飲んでいた。

「ちょっと怖い」

玄関の階段に腰を掛けて、遠巻きに見ていたら、おじいちゃんが空になったレモネードのコップを持って立ち上がった。同時にその浅黒い「怖い、男の人」も立ち上がった。その姿を見て更に驚いた。見上げるような背の高さだ。

「生まれてから、こんな大きな人、見た事がない」

彼はその大きな身体でのしのしと歩きながら、僕の前に立った。

そして僕の頭を……その大きな手で押さえつけ、低い響く声で「お前はRAVEN、今は小さいけど、そのうち、その大きな羽で世界を飛び回るだろう」と言ったそうだ。

おじいちゃんがその言葉を訳して、おやじに話してくれたらしいが、おやじはそんな予言めいた話は大嫌いなので、それ以上は話してくれなかった。が、その時そのシャーマンが書いて渡してくれた「大カラスの絵」は中学卒業まで持っていて自分のトレードマークにしていたのだった。

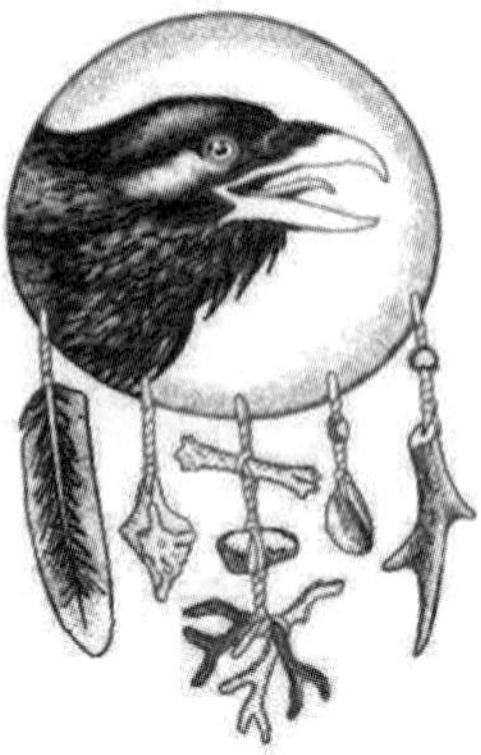

高校に入って英語の教師が「カラスはCROWと言うんだよ」と言って指摘され、おまけにカラスは縁起が良くないから「やめろ」とまで言われたので

使わなくなってしまった。

その時に会ったその大男、今、思い出してみるとネイティブ・アメリカンに違いないと思う。その後四十五歳過ぎても世界中に行く様な事が無かったが　六十歳を過ぎて今、正に世界を飛び回っている。あまり大きい羽ではないが……

十歳の時、聞いた予言が……今頃になって実現となっているのだ。

弱虫中学生

中学三年になっても子供のような体形で、ひょろひょろしていた。通っていた宇佐美中学は地元の伊東市内でも恐がられていた。

僕の家は、パン屋で小学校の学校給食や中学でもパンを売っていたりしていて、その地域では知らない者はいないと言われるぐらいお金持ちの家だった。

病弱で腰抜けの僕は周りの悪い同級生にとっては「いいカモ」だった。

いつも僕にたかり、おどし、殴ってはパンを持ってこさせ、お金を脅し取られ、毎日がその悪い同級生の目に留まらないように、かくれて動いていた。

運悪く、つかまって取り囲まれ、「おい、パンを持って来いよ」

「なんで？」

「何でじゃねえよ、持ってくればいいんだよ」

「持ってこねえのかよ」と言われながら腹を殴られ、足を蹴られ、抵抗する力もなく、ドキドキしながら自分の家の店からパンを持ち出しては差し出していた。

彼等は食い散らかすだけで大事に食べなかった。

……おやじの作ったパンを。

三年生になって、隣の中学校から転校してきた問題児の女の子、皆に「デビル」と呼ばれていた。額にキズがあり、みるからに悪そうな女子である。

その子が、よりによって一番、弱虫の僕の事を好きになってしまった。

ある日、廊下で前から彼女が二、三人の女子を引き連れ、歩いてくる。

やり過ごそうと脇に寄った、すれ違いざま、学生服の襟首の後ろを掴まれ、後ろにひっくり返るように引き倒された。

そのまま仰向けに倒れた僕を、馬乗りになって首を絞め、

「あんた!!　私の彼氏になるんだよ!!」

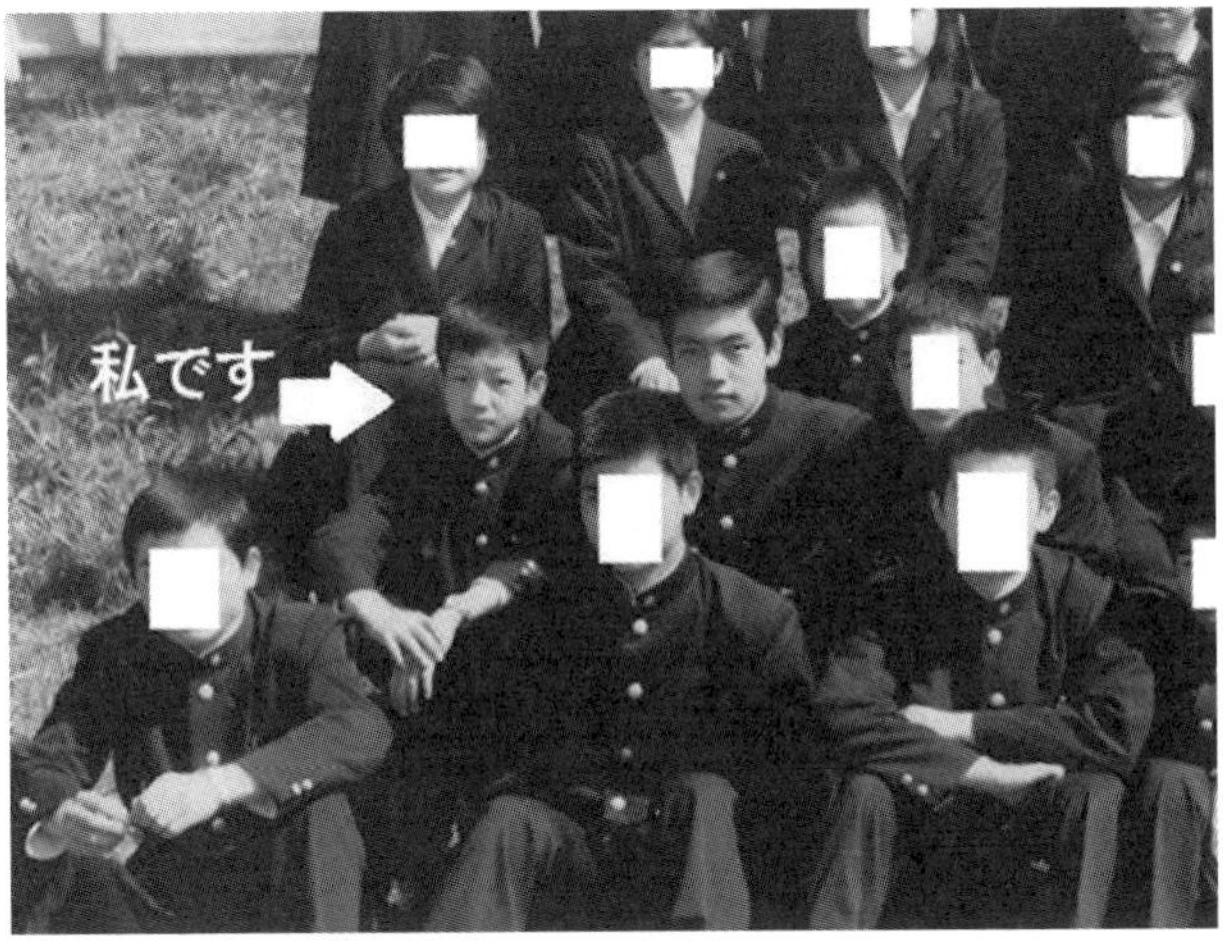

写真は高校１年生の時の記念写真

思いきり、首を絞められた、怖さのあまり、思わず、うなずいてしまった。

それから卒業までは、その女子に支配される学園生活に……バス旅行などは最悪だった。クラスが違っていたが、目的地に着いた途端、その子がいそいそと来て、いやいや手をつながされた。

ある時、僕は同じクラスの男子に、顔を殴られ、唇が腫れて切れていたのを見て、

「あんた、どうした？」

しゃべったらどうなるかわからないので、「転んで、壁の角にぶつけたんだ」

「ウソだろ」

「うそじゃねえよ」

「フーーン……ならいいや」

男のように話す。

翌日、突然教室にその子が入ってきて、後に並べて置いてある木製の椅子を持って、一番後ろに座っている僕を殴った男子生徒の頭をその重い木製の椅子で殴った。

ギャッと叫びともつかない声を出して頭を手でかかえたが、更にもう一回、振り下ろした。

「こんど、手を出したら、殺すよ」

と叫ぶと持っていた椅子を放り出し教室を出て行った。

後で判ったのは、父親がホンマモンのヤクザだったこと、教師何人かが家庭訪問に行って、震え上がったことなど。

一見、平和な時が過ぎ、高校入試の時期になった。何人かの恐い同級生とその子が一緒の静岡県立熱海高校を受け、そのまま、高校生活までいくのかとドキドキしたが、受験日にその同級生が他校生と揉めて大ケンカとなり、大騒ぎになった。

そのケンカが原因でほとんどの者が合格しないで、僕を含む男子生徒はたった三人しか受からなかった。

自分勝手だがほっとした。

サーファーを目指す

一九六四年、親父が夕方、仕事が終わり、部屋でコーヒーを飲みながら雑誌を見ていた。その中にハワイの風景が載っていた。そこに木の板で波に乗ったハワイアンが写っていて、バックにはダイヤモンドヘッドが写っていた。

その写真に何故か運動音痴の僕が引きつけられた。

「お父さん、ハワイにはこんな遊びがあるんだね？」

「面白そうだな」

「うん」

「乗ってみたいか？」

「うーーん!!」

「作ってみるか？」

「えっ　作れるの？」

次の日、おやじが何とサーフボードを作り始めたのである。

二日間で完成した。

友達を誘って一緒に運んで貰った。

「何かふらついて、うまくいかない」

「お前の腕が悪いんじゃないのか」

「そうか!!　あーそうか！　判った、舵がないからふらつくんだ」

「舵を作ろう」

今で言うフィンを作った。

そのフィンも、あっという間に器用に作ってしまい、すぐに取り付けた。

翌日、乗ったら、気持ちよく真っ直ぐに進む。

慣れてくるうちに、いよいよボードの上に立ってみる努力をする。

ボードの上に水膜ができて足が滑り、うまく立てない。

おやじに「足が滑って、立てない」

「お前が下手だからじゃないのか」

「そんなことはないと思うけど……板の上に水膜があって滑るんだよ」

「うーーーん、水膜か!!」

「そうか!!　判った、お前、薬局へ行ってパラフィンというものを買ってこい」

近くの薬局に走って行った……

親父の言うとおり、板の上にパラフィンを塗ってみると、ものの見事に水を弾き、足は滑らなくなった。

当時のサーフボードは一九六八（昭和四十三）年の自衛隊の基本給が一万五千円だったので　現在の価格に換算すると四十万円位になると思う。

事実上？　日本で最古のサーファーになった。

周りからは「ハワイじゃあるまいし、こんな遊び、面白いのか？」

と言われていたが

「だって!!　かっこいいし、面白いもの……」と心の中で思っていた。

あれから五十年も経った今、日本中の海にサーファーが必ずと言っていいほどサーフィンをしている。

虚弱児の弱虫が海上自衛隊入隊

高校三年になると、進路をどうするとなった。焦った気持ちも無く、就職して苦労するのもイヤだった。家は金がありそうだし、勉強は好きじゃないけど、ぽんとお金を出して貰って、入れるような大学へでも行こうかなとぼんやり考えていた。

といって、勉強をちゃんとする気力もない。

親父に「お前、どうするんだ？」と言われたので
「○○大学でも行こうかなあ、と思ってんだけど……」

「へえーー、お前って、そんなに勉強が好きだったんだっけ？」

見透かされた……

いよいよ押し迫った二月の上旬、私の前の席にいる穴久保君、彼はとても物静かで誰にでも優しい男子だ。

彼が机に向かって夢中で何か書いていた。

「うん　国鉄（現ＪＲ）を受けたんだけど、まだ合格発表が無いので自衛隊にも志望を出してみようと思うんだ」と言った。

「へえーー、自衛隊に行くのかあ……」

「お前が……行くなら……俺も……行くかなあ」

「うん、決めた、俺も……行く」

入隊試験前日の昼頃、クラスの友人四人が〝出征祝い〟と称して熱海駅までぞろぞろと

見送りに来た。

「杉本、あいつ、行ったには、行ったけど……何日もつか」という賭けをしたらしい。

明日からどんな試験が始まるのか、ドキドキしてその夜は眠れなかった。

次の日の朝、

「おはようございます、私が皆さんの四班の班長、阿部一曹と申します。

判らない事、困ったことがあったら何でも言って下さい」

この時のぎこちない優しい言葉つきは……今でも覚えている。

三日間は身体検査、適性検査、面接試験、運動能力試験、その間の担当班長たちの応対がすごく優しい。

「はい、身体検査をやります、こちらへどうぞ」

「はい、食事の時間です――」

「はい、判らない事があったら何でも聞いてくださいね」

へえーー至れり尽くせりだ。

三日間の身体検査が終わり、夕方、「試験結果を発表」

「皆さん合格です、おめでとうございます」

当時の自衛隊は、入隊願書に名前さえ書ければ入隊できた。

だから、分隊、班編成、班長などの配置が決まっていたのだ。
承諾書にサインした後、居住区にいったん戻ってノンビリしていた。

「みんな順番に上がってきて下さい」と隊舎の屋上に呼ばれた。

暗くなった屋上に出ると、そこには四人の班長が竹刀を持って待っていた。有無も言わさず、いきなり、その四人の班長が一斉に竹刀を振り上げ、頭に一撃、きな臭い匂いが鼻を抜け、目には星が飛んでいる。背中、尻、腿、ところ構わずメチャクチャにいやというほど叩かれた。

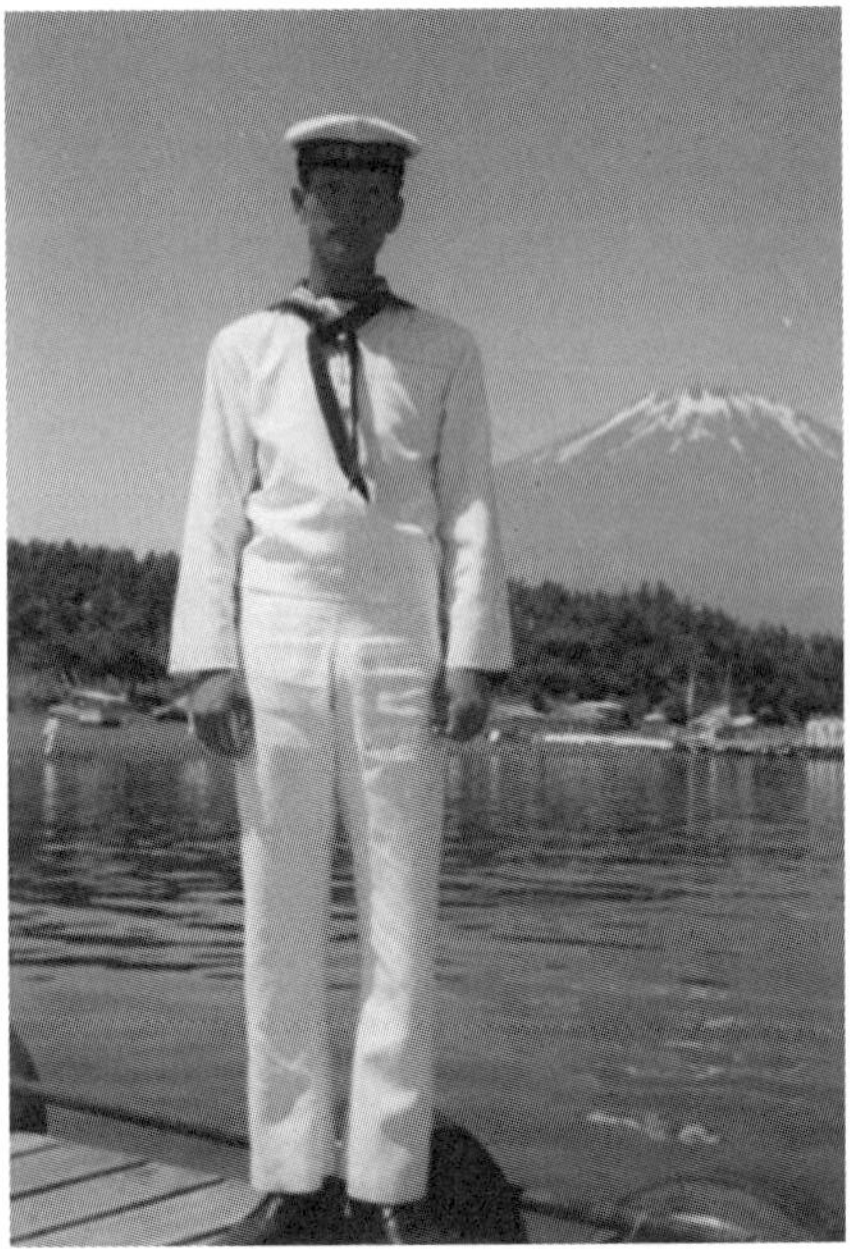

「シャバっ気を抜いてやる」という洗礼儀式だった。

当時は気合いの入った旧海軍の生き残りの人や特攻に行きそびれた人達がごろごろいたのだ。

その瞬間から待遇と班長の態度がガラリと変わった。

体罰はありとあらゆる理由をつけて、一日一回以上は受けるようになっていた。

毎日が……学生時代のいじめより凄まじかった。

体罰に耐え、訓練にも鍛えられ、少林寺拳法でも頑張って、退役する時は、強靭な身体になった。


追伸　四十五年前の海上自衛隊時代の夢を見た。

嘘のような……厳しい訓練を受けた。

耐え切れなくなりそうな時に　鬼班長に復唱させられた言葉。

『男の修養』
生別・死別の悲しみがある
悲しい事がある、口惜しい事がある
言いたくても言えず
したくてもできない事がある
残念な事がある
弁解しなくてはと思う事がある

それらの苦痛を抱きしめ、じっと見つめる
そこに男の修養がある

今、見て、果たしてこの様に生きてこれたかな?

自立、自分の店を持つ

一九七七(昭和五十二)年、二十七歳で静岡県の伊東市の郊外に自分の店を持った。店名は製菓学校時代の友達の店と同じ名前「菓子の木」にした。

この店が立地条件は悪かったがメチャクチャ売れて大繁盛だった。

当時、女性誌では「アンアン」「ノンノ」などがあって、フランス菓子特集の記事に私の店もよく掲載された。

新製品も出せばすぐに大ヒットで「おお、俺のセンス! 俺の手腕! 俺は!! 俺は天才だ!」

その勢いで……一九七九年、二店舗目を出すことにした。駅前の人通りが多くて、誰もが「あの場所はいい場所ですね」と褒めてくれた。

店の造りはスペインから古レンガを輸入、壁は漆喰、床はヒノキ材、テーブルはアンティークを使い、家具はオーダーメイド、コーヒーマシンは何百万もするスイス製など、凝りに凝り、あらん限りの智慧とセンスを集め、大金をかけてつくった。

「これで菓子の木は不動のお店になるだろう」

ところが、開店した直後から店にはお客様がほとんど……来なかった。


天才が天災に転じた。

五年営業したが、いよいよ店が危なくなっていた。

その年の大晦日、かみさんに「今年はどのぐらいの赤字で回ったんだ？」

「そうねえー　今年はマイナス三〇〇〇万ぐらいかなあ」意外と呑気。

「そうか……」

こっそりと和服ダンスに入っている保険の証書を見た。

「死亡したときの金額が三〇〇〇万円――　……死ねば片がつくか」

ウインドサーフィンで使っている細めでも丈夫な五メートルぐらいのロープを握って裏山に向かった。

早いうちに決着をつけようと木にロープをかけた。

その時……「アレッ　天才と自負していた俺の命って三〇〇〇万円か？」

死ぬ気になったんだから……もう一度、挑戦してみるかと自分に言い聞かした。

年が明け、八日になって銀行関係を回る。

あんなに頭を下げて、お願いにきていた銀行の支店長、店に入ったら、目も合わせないで出てきもしない。

「やっぱり駄目か」

その時、目に入った看板があった。

「みんなの農協・住宅ローン応援します」

「農協か？　ダメもとで寄ってみるか」

ドキドキしながら入って行った。

貸付窓口と書いた札の向こうに、ちょっとあばた顔の細身でメガネをかけた男がポケットに手を入れ、立っていた。

「何?!」とその男はぶっきらぼうに言った。

「何って!!　俺は!!　お客さんだぞ」

ムッとしたが、心を落ち着けようと椅子に座った。

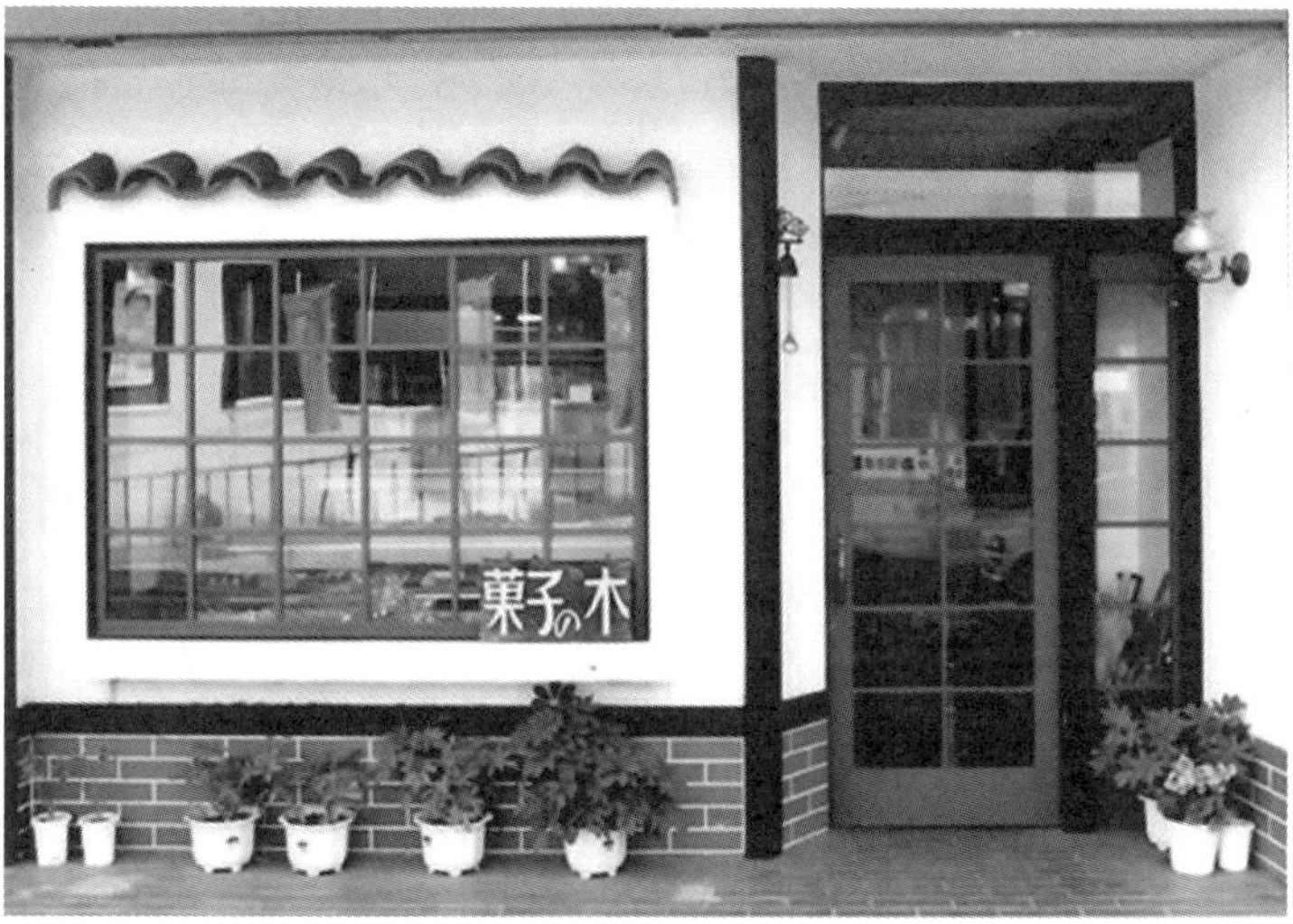

「実は……」今の店の状況、これから何とかしたいことなどを話した。

「あんたさあー　どこに行ってもそんな話をしてるの？」

「あんたさあーって……俺はお客だよ」と、また心の中で思った。

暫く沈黙が続いて
「銀行ってさ　弱い相手には鼻もひっかけないよ。でも、あんたの話は面白い。俺が事業計画を書くようにするか」

その彼が……信じられないことを言った。

「エッ、あなたが事業計画を書いたら借入れすることができるのか？」

「そりゃあ……上に聞いてみないと判らないけど……貸付だから……」

そして彼の計画はこうだった。

今、赤字で困っている店を閉めて、よその場所に売店だけの店を出す。

最初に営業した店も閉めて伊豆高原に土地を購入して自宅と店を作る。

更に借金は多くなるけど勝負だと思った。

三店舗目の立地条件はあまり良くなかったけど、五坪で家賃四・五万の小さな店をつくることができた。

土地は購入できたけど、結局、家を建てるほどは借り入れができなかった。

「最初は営業しない土地なんて欲しくはない」と思ったが、かみさんがどうしても土地だけは買おうと強く主張したので購入した。

ピンチからチャンスに変わった。

小さな店は何故か場所が悪い割には繁盛した。

その上、バブルの最盛期になって、一五〇〇万で買った土地が一年後には四〇〇〇万円近くになっていたので翌年、一九八八年　現在の伊豆高原に住宅と店を兼ねた建物を建てた。

四店舗目の「菓子の木」だ。

この男がいなければ……先は無かった。

パラグライダーを始める

空を飛ぶ遊びに最初に出会ったのは、二十四歳の時、東京の祐天寺の菓子屋に勤めている時だ。

店の前にハンググライダーを積んだ車がよく駐車していて、絶えずその車は気になっていた。

ある時、その車の持ち主に思い切って声をかけた。

その人の名前は野村さん。

「何かの時に教えてくださいますか？」

「ああいつでもいいよ」とやさしく返事をしてくれた。

数日後、店にお兄ちゃんの様なおっさんの様な人物が訪ねてきた。

鈴木と名乗るその男、店に入って来て口の中でもごもごしながら、「野村さんに言われてきたけど、今、あんまりハンググライダーを教えていないんだけど……」聞き取れにくい声で言った。

「今度、結婚するんで、ウェディングケーキを作ってくれると嬉しいんだけど」

初めて会った人間に結婚式に出て貰いたいし、ウェディングケーキを作ってもらいたいとの話。

これが、空を飛ぶ仲間との出会いだった。

パラグライダーを鈴木さんに教わることにした。

さあパラグライダーのデビューだ。

山の上で、パラグライダーを開き、死ぬ気で走る。

「いい!!　死ぬ気で走らないと飛ばないよ」と言われていた。

本当に死ぬ気で走らないと当時のグライダーは飛ばなかった。


午前中、七回チャレンジして、まともに足が浮いたのは一回だけだった。

昼飯もそこそこに済ませ、風が気持ちよく吹いている山の上で構えた。

その時、妙な胸騒ぎ。

「鈴木さん!!　上に飛んだらどうすればいいの？」

「大丈夫、そんなに簡単には飛ばないから!!」

「そうなの？　……でも飛んだら……どうするの？」

「大丈夫だって!!」

何となく気持ちがザワザワしたままだったけど、構えて、死ぬ気で走った。

その時、風がブワッと吹いた。

グライダーは風をはらみ、すごい勢いで身体をグーーッと持ち上げ、あっという間に一〇〇メートルぐらい上がったのだ。

「だからーーー、飛んだら、どうするのって聞いたじゃないかーー」

鈴木さんは、マイクホンで「右、右、右、右引いて」叫んでいる。

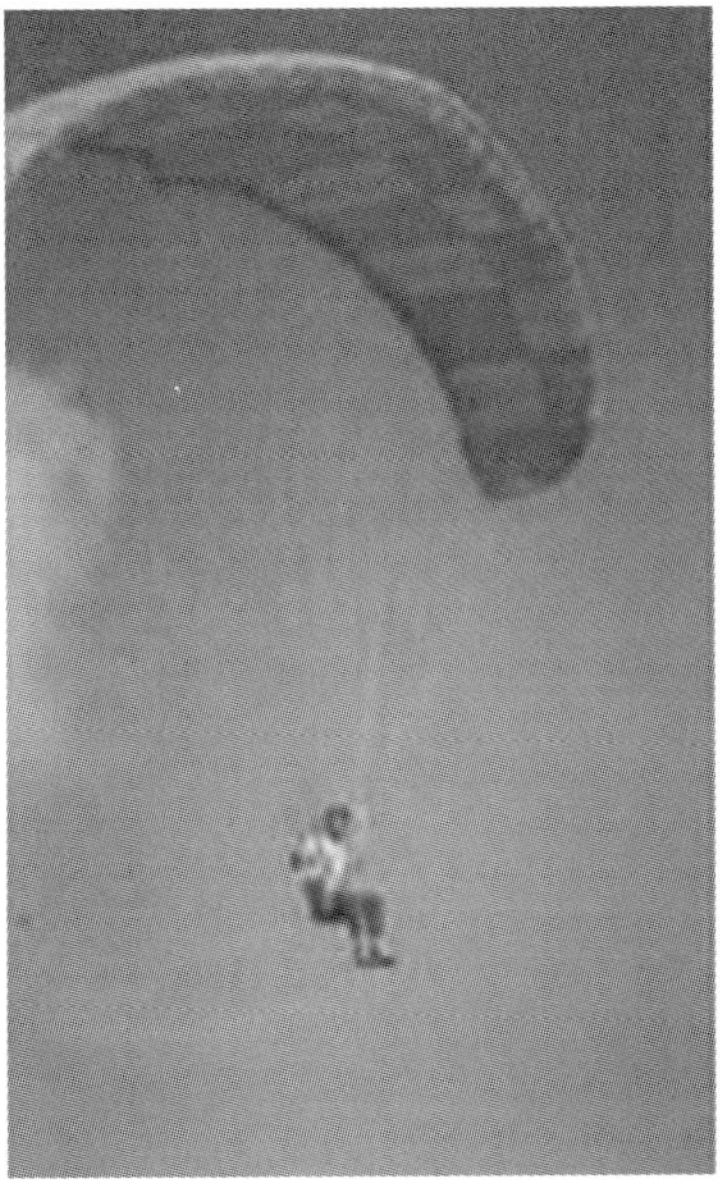

「エッ、右を引くって？？　右を引いたら森の方に行ってしまうのに？」

「早く!!　右を引いて、右、右」

右手につかんでいるコントロールラインというものを引いた。

グライダーは森の上空に向かって一直線で飛んでいく。

「違う、右だよ右」

「だからーー　右を引いてるじゃな

いか」大声で叫び返した。

「アッ、違った、左だった!!　ひだりーー」

もう遅いよ……グライダーは森の上にいて、高度はドンドンと落ちて足元に森の木が迫ってきた。

バサッバキバキ、木に引っ掛かった……初めてのフライトでツリーラン。

「大丈夫かあ??」

「大丈夫じゃないに決まってんだろう!!」

パラグライダーデビューだった。


小さい頃から空を飛ぶ夢はよく見た。

皆の頭上を羽ばたきながら飛ぶ夢を見る。

私もそうだが、人は羽もないのに空を飛びたい気持ちがある。

だが、羽が生えているわけでは無いので羽ばたくことはできない。

パラグライダーも羽ばたくことはできないのである。

第一回長老会議（シャーマン会議）

午前十時にブリーフィング・ミーティング。

指定された広い部屋に行ったら、誰もいない。

アレッ時間を間違えたかな？　場所が違ったのかな？

どうも、ほとんどの人達は高山病で起きることができないらしい。

再び、ミーティングを開いたのは午後の四時だった。

広間に集まった人達は北米のネイティブであるホピ族、ダコタ族、ハパスパイ族など、南米のインディオはマヤの一族、インカの末裔、ペルーのシャーマン、モンゴリアンから日本人まで……日本人は私……総勢四十八人のシャーマンが一堂に会するのはちょっと異様な感じがする。

ワイワイ、ザワザワしていて一向に始まる気配がない、
隣に、機嫌悪そうな顔をした、太ったおばあちゃんが座った。彼女、歩いて来るときに足を引きずっていたので、ひざが痛いに違いないと思った。

時間を持て余していたので、隣のおばあちゃんの肩を指で突き、振り返った顔に対して
おもいっきり、目が無くなってしまうぐらいの笑顔を返してみた。
たどたどしいジェスチャーで、ひざを診てあげようか？　と聞いた。
けげんそうな顔をしていたので足をつかみ引き寄せ、アキレス腱をほぐし始めた。
かなり硬い、「オ――――ッ」と口をとがらせ声を発した。
痛いらしい。機嫌悪そうな顔が更に機嫌悪い顔になった。
それでもかまわずアキレス腱をほぐす。
おばあちゃんはメキシコから来たマルガリータで長老の一人だ。
「立ってみて」とジェスチャーをした。
そしたら、重そうな身体を「ドッコイショー」と不機嫌な顔をしたまま立ち上がる。
「足踏みして」とジェスチャーをすると、不機嫌な顔をして足踏みをしたのだ。
その不機嫌な顔が、口を開けてニンマリと笑った顔に変わった。
親指を立て「オオ――ゴッド」と言った。
そしてシワクチャだらけの顔を近づけ、口をとがらせ、私の頬にキスをしたのだ。

この会議、延々と四時間も続いた。

途中、眠くなってしまい、寝てしまった。

「ハッと気づいたら、寝てしまう時に話していた長老、まだ、話してた」

終盤にきて、この会議の代表者とも言えるマヤの最高神官ドン・アレハンドロの話が始まった。

さすがマヤの最高神官、話が始まった瞬間にざわついた会場は静まり返り、ドン・アレハンドロの声が会場に響き渡る。

今回のメインテーマは長きに亘って語り継がれた伝説、「コンドルとイーグルが舞う時」を実現させるために……

コンドルとは南米のネイティブ、マヤ一族やインカの一族。

イーグルとは北米のネイティブ、ホピ族、ダコタ族を含む人達。

どこかで聞いたことがある。

でも、僕が聞いたことがある話は、「コンドルとイーグルが舞う時、カラスが西から知恵を持ってやってくる」

何処で聞いたのか覚えていないが……どこかで聞いた話だ。

こうしてシャーマン会議は始まった。

本当のイベント名は日本語では「世界部族会議」と言うらしい。

杉本錬堂

世界部族長老会議（シャーマン会議）日本代表。

二〇〇七年　ペルーでの長老会議に招聘されて以来、シャーマン会議の日本代表となり、ネイティブとの深いかかわりを持つ。

二〇〇八年　マヤ暦の最高神官ドンアレハンドラと共に日本全国ツアーに参加。

二〇〇九年　アメリカ、アリゾナでの長老会議に再び招聘され参加。国交省事業、奈良県十津川村にて温泉療法を利用した町おこしの企画実施。

その感性とアイデアが関係省庁から注目され、自治体のアドバイザーもこなす。世界中や日本の聖地に赴き、招霊を行うと共にそのシャーマニズム的な直観力を使い、人の身体の痛みを見抜き、その治し方を伝える。

詳しくは、やがて出版される錬堂氏の自伝『「神々の試練」—世界のシャーマンに認められた男—』に掲載されます。

終　章　天城流湯治士補 指導者育成セミナー 体験記

錬堂氏を取材するようになってから、聞けば聞くほど天城流湯治法に対する関心が高まってきた。何より本を作るにあたって、話を聞いただけでなく自ら体験しなければ真実味も薄まるだろうとも考えるようになった。

「私も天城流湯治法を勉強するとしたら、どうしたらいいんですか」

「二泊三日の湯治士補セミナーがあって、それに出てもらえば……」

「私もそれに参加できるんですか」

「できますよ」

「今度はいつありますか」

「三月です」

「それに参加させてください」

ということで二〇一四（平成二十六）年三月二十一日から二十三日まで、伊豆の温泉地ラフォーレ修善寺で開催された第四十八期の天城流湯治士補　育成セミナーに参加してきた。

ぎっくり腰　ダブル体験話　自分でも本当にできるんだ

快晴に恵まれ、セミナー会場からは二日とも見事な富士山が見えた。

それだけでも気分がいい。

受講者は、いつも女性が多いそうだが今回は女性五名（その中の一人はアメリカから一日のみの参加）、男性八名の計十三名であった。

最初の説明で、専門的な知識を持った人より、何も知らない人のほうが覚えは早いという話があった。

どうやら、先入観がないほうがいいらしい。

まずセミナーを受けて驚いたのは、その場ですぐに痛みが緩和され、身体の固かった部分が柔らかくなったり、前屈がより深くできるようになったり、首の痛みがなくなり違和感なく回ったりする。すぐに変化を体感できることだ。

女性が特に関心が高い小顔についても、その手ほどきがあった。「あ、変わった」と、その変化に半分くらいの受講生が気づいた。残念ながら私は……ダメだった。

受講にあたりテキストを頂いたが、その中にそれらのメソッドが全部、自分でできるように図や写真入りで文章化してある。その数、湯治士補で約五八〇ページ、湯治師になると二八〇〇ページになるという。

ちなみに資格は、湯治士補、湯治士、湯治師、湯治師師範、湯治司（これは主宰者の錬堂氏）の順に高くなる。

セミナーを受講する前、天城流湯治法の技を覚えたら本当に凄いことになるだろうな。でも二泊三日で本当に自分でもできるようになるのだろうか、との思いもあった。

それを払拭するには、何と言っても自分で体験することに限る。

セミナー終了後、早速その成果がフェイスブックにアップされた。

受講生の中に、勤務先の整体院で一日に十人前後マッサージをしているという人がいた。

「今までは、何故、肩が凝るんだ？　どうすればほぐれるのだ？

と疑問に思いつつも、ただただ凝りの箇所をほぐす事だけをしてきました。

昨日から私の仕事内容は変わった!!

今回教えて頂いた事を、どんどん実践していく為に、頭もフル回転!!

この痛みは、あれだから、こうで、こうして、確かこのポイント！
みたいな感じで、思い出したり、考えたり。普段使わない頭を使うから、
疲れ方が半端ないっすすすす。
でもね。
仕事が更に好きになって、楽しくてしょうがない!!」

またタイマッサージ店を経営している人もいた。

「早速、天城流湯治士補を取得後、お客様の悩みの箇所を的確に教えてもらった通りに施術させて頂いたところ、帰りには来る時まで違和感があった箇所がスッキリして気にならないと……

顔をよく見ると、くすんでいた肌も明るさが!!

仕事がより一層楽しくなってくる予感がしてきました」

また同室だった齋藤知《さとる》さんが、驚きと喜びの体験をアップした。
今日の朝「さとくん〜〜 さとくん〜〜」っと甘えた妻の声が、
危険を感じて、いないふりをして無言。

「さとくん〜〜　さとくん〜〜」と人に何かを頼む甘えた声で妻がやってきました。

腰をかがめながら、「ぎっくり腰になっちゃった〜〜　治して！」

かなり痛そうでした。

天城流湯治法を習ってきたものの、どこをどう手当てしていいか、まだ覚えていませんでした。テキストを開いて、ぎっくり腰のページを見つけ、太ももとふくらはぎを揉んであげました。

痛くって転げまわっていました。

すぐに、腰の痛みはなくなり、かがめていた腰を真直ぐにして歩いて部屋から出て行きました。

何もなかったかのように。

こんなに効くんだ！　っと治した本人が一番びっくりしていました。

天城流湯治法の楽しさを知り、自分にもできるんだという自信を感じました。

好い加減で、ゆるゆると……

ぎっくり腰を過去五回ほど体験している私は、「そう簡単には治らない」「なったばかりの時は特に痛みが強い」と信じこんでいる。

それが、あっという間にその痛みが緩和される。

「齋藤さん、やったね、万歳」とコメントした。

齋藤さんは手相セラピーをやっている人で、まだ天城流湯治法は初心者である。でもこれだけのことができる。

これぞ天城流湯治法の醍醐味ということになる。


そして後日談がある。

齊藤さんの体験話の三日後、私がぎっくり腰をやってしまったのだ。私も齊藤さんと同じようにテキストを見て、ふくらはぎを押してみた。

本当に、痛い。

いや押すんではないな、ほぐすだったな……二、三分もみほぐした。

私の場合は、やり方が下手なのだろう、すぐには「何もなかったように」はならなかったが、翌日には普通になっていた。

「自分でも本当にできるんだ……」

天城流湯治法の凄さを、私自身の身体でも実感できた次第です。

身体深部に潜む痛みは患部より離れたところに原因が……

三月二十六日（二〇一四年）、NHK総合テレビで「ためしてガッテン」があった。映像は視ていなかったが、「身体のどこかを見ると、悪いところがわかる」というような話が聞こえてきた。

「あれ、セミナーで習ってきたことと同じようなことを言っている」と思ってテレビを視た。

セミナーでは、望診法、顔診法を習う。

人間、身体に何か異常があると、それが何らかの症状となって身体のどこかに現れる。

望診法は、身体の左右の大きさと傾き加減、前後のバランスを見て身体のどこに異常があるかを判断する。

顔診法は、人の顔、鼻、口、頬などの身体の部位を見て、内臓の状態を把握する。

要は、身体や顔を見て身体の異常を知るのであるが、天城流湯治法の特徴は、身体の奥に潜む痛みは、患部より離れたところに原因があることが多いと教える。

さて、「ためしてガッテン」、アキレス腱《けん》を見ると〝心臓病13倍〟が分かる!?というオランダで実施されている診断法であった。アキレス腱をつまんで厚さが二センチ以上だと、その病気に該当する。心臓病で亡くなる人を減らすことに取り組み、この診断で大きな成果を挙げているという。

「なんでアキレス腱を見るとわかるのだろう」

心臓病を予想するに、アキレス腱はまるで関係のない場所と言える。

もし私が天城流湯治法のセミナーを受けていなかったら、信じ難いと思ったはずである。

膝が痛い、腰が痛いと言えば、誰でもその部分が悪いと思う。そして悪化すればその部分を手術する。西洋医学の分野である。

しかし天城流湯治法は、そう考えない。だから心臓とアキレス腱が結びついても何の不思議はない。例えば、

ぎっくり腰は、ふくらはぎ。

首の痛みは、手首、乳首、足首に。

右肩のコリや痛みは、小腸と右腕。

左肩のコリと痛みは、大腸と左腕。

膝の痛みは、膝上とふくらはぎとくるぶし。

というふうに、痛みとは関係ないと思える箇所を手当てする。


西洋医学的に考えたら、にわかに信じ難いことかもしれない。

セミナー受講者の中に現職のお医者さんがいた。

講義の途中でも「先生、これがどういうことですか」「この場合はどうしたらいいですか」と細かく質問する。

講義を聞いていると、患者さんの顔が思い浮かぶのだという。帰ったらすぐに実践したいというのだ。だから真剣そのもの。メモも盛んにしていた。

またこのお医者さんは「私たちの世界では、こういうことを信じない人が多い」とも言っていた。

「だから現職のお医者さんが参加してくれるのはありがたい」と、錬堂氏は言う。

また錬堂氏は、天城流湯治法は基本的に身体を元の状態に戻す方法なので、整形や針灸、整体やリハビリテーションなどの前段階の手技として活用できる。大いに他の治療法に活かしてほしいと言う。

よく世間には、「これさえ飲めば」とか「これをやれば」とか言って、他の方法を毛嫌いする人もいるが、錬堂氏にはそれがない。天城流湯治法を活かせるなら、どんどん活かしてほしいと願っている。

決して、独りよがりや、独り占めしようとはしない。

そこがまた錬堂氏の魅力なのだ。

思いつきと言うより身体を健全化するための導き

錬堂氏は、天城流湯治法のほとんどが「自分の思いつき」だと言っている。

セミナーでも、そういう発言が度々あった。

それにしても、こういう驚くべき技を思いつく錬堂氏は、やはり凄い人と思っていたが、今回セミナーを受講して、「錬堂氏が天城流湯治法の手法を思いついたことの意味」について、私なりに納得できたことがある。

私にとってセミナー受講の最大の成果かもしれない。

錬堂氏は、さかんに身体の健全化を口にする。幽体離脱を三回経験して、死ぬまで付き合うことになる身体を大切にしなければならないと気づいた。それが身体の健全化ということである。

では、健全化とはどういうことなのだろうか。

私が納得できたというのは、次のようなことである。

人間の身体は、部分と部分が単独で存在しているのではなくて、共に助け合って（生かし合って）生きている。

もし神様（宇宙の大きなる力）が人間をお造りになったとするなら、身体全体が——お互いの部分が自分の役割、機能を発揮しながら——健全に機能するように造られているはずである。

すなわち、身体の部分部分は、身体の全体を構成しながら、身体全体の機能を発揮するために身体の中で全部つながっている。

だから痛みとは関係ないと思われる箇所を手当てすると、それとは別の箇所の痛みが緩和される。

その関係性を錬堂氏はわかるからこそ、神業と言われる力を発揮できる。

ではその関係性を誰が一番知っているのか。

当然、人間をお造りになった神様ということになる。

ということは、錬堂氏の思いつきは単なる自力での思いつきと言うよりも、神様が身体の健全化のために必要なことを世に広めてほしいと思って、錬堂氏に伝えている、と私は思ったのだ。

おそらく錬堂氏は、そのことを認識している。ただ人に説明するときに、神様からの導きと言うのではなく——神様から選ばれたというようなことを排除するために——思いつきと言っているのではないだろうか、と想像する。

あくまでこれは私が感じたことであるが、実はこうした気づきは、同室だった山科晴義さんの話がバックアップしてくれた。

山科さんは、失礼な言い方をすれば変わった勉強をしている（詳しくはグッドウェザースタジオで検察すると出てきます）。

一九五二年、ジョージ・アダムスキーという人が金星人とコンタクトしたということを公表した。アダムスキーは宇宙人をブラザーズと呼んでいる。ブラザーから教えてもらったという「宇宙的な生き方」を山科さんは研究している。人間の生き方に関わっているからだと言う。

人間の存在の中には二つの知性がある。一つは自我（エゴ、マインド、心）と呼ぶ。もう一は意識（コンシャスネス）。意識は宇宙の言語を聞いて動いている。これをテレパシーと呼んでいる。マインドは肉体が生まれたときに生れる。放っておくと増長する。辛いことを経験しながら、マインドは成長し平易な言い方だと神様に生かされていることを知るようになる。マインドは意識に近づけるように導かれる。体験を通しながら宇宙意識を感受できるようになる。

錬堂先生はそれを思いつきだと言っている。まさに肉体から発している信号を感受して腰が痛い場合はふくらはぎを、首が痛い場合は手首をということがわかる。テレパシーを受けていると言ってよい。

「宇宙的な生き方」を勉強してきて、そのことがよくわかると山科さんは言う。マインドと意識は表裏一体、「宇宙的な生き方」を通して自分なりに天城流湯治法を人に伝えることが自分の役割ではないかと話す。

この話を受けて私が出した結論は、「錬堂氏の思いつきは、宇宙意識からの導き」だということである。

そう考えた場合、天城流湯治法は独り占めするようなものではなく、むしろ広く世に伝えていくという役割や使命があると思った次第です。

肉体の健全について
（錬堂氏のフェイスブックで見つけたのですが、貴重な言葉だと思うので掲載します）

昨日（三月十七日）、投稿した「健全なる身体には健全なる魂が宿る」と書いた文から思わぬ気づきがありました。

自分では今まで「健康や健全の概念」がある程度分かっていたつもりでした。でも言葉に出すと……どんな？　という点がありました。

それがはっきりと……判ったような……気がします。

障害を持った人でも……自分の身体を愛し、慈しみ、大事に扱っている人が健全で健康な身体を持っていると思います。

五体満足でも自分の身体に「ダメになった」「動かなくなった」「年取った」「太った」などと自分の身体に不平不満をぶつけている人は健全ではなく、健康では無いと思いました。

法華経で説く如是體《にょぜたい》が健全な身体ということです。

咀嚼の大切さ　消化を助け免疫力低下を防ぐ

セミナーを受けて知った天城流湯治法の特徴と言えば、ほとんどの症状において咀嚼問題が出てくることである。

詳しくは、第一章で歯科医の功刀《くぬぎ》初穂さんが書いている。

ではなぜ咀嚼を重要視するのか。

咀嚼不足だと、身体に異常をもたらすからだという。

「うーん、なるほど」

ということは、人は食べ物を食べて生命を維持している。となれば食べることが生きる原点と言っていい。何を食べるのか、どうやって食べるのか。それが健康に関わっているということなのか。

とにかく、健康を維持する基本は咀嚼であると説く。

たとえば食べ物を口に入れると唾液が出てくる。

耳下腺、顎下腺、舌下腺、そして粘液腺、それぞれの唾液は役割が違っているが、咀嚼によってそれらが分泌される。ところが現代人の多くは、咀嚼不足によって唾液の分泌が不足しているという。

唾液は消化を助け胃や小腸に余分な負担をかけないように働く。咀嚼が不足すると唾液が足りないだけではなく酵素が不足して免疫力の低下につながるというのだ。

私はこの話を聞いたときに、現代の栄養学、元素や成分のみで語るのは正しくないのではないかと思った。

いや、それぞれの効能や重要性は間違いないのだろう。

しかし食べ物は咀嚼の違いによって、身体に入ってからその効能が一〇〇%発揮されるかどうかはわからないということである。

錬堂氏は二十年来肉を食べていない。

その理由はそれぞれあって良いと思うが、栄養学の面から「蛋白源として肉は摂るべき」と考えている人にとっては、理解し難いことになる。

でも、錬堂氏はいたって健康である。

そうか、「栄養学の前に咀嚼あり」なのか。

天城流湯治法は、本来あるべき健全な身体を維持する方法を伝えている。

咀嚼する、良く噛むことが、その原点になっている。

錬堂氏は言う。「25回以上、噛みなさい」と。

これを聞いてから私も良く噛むようにしている。

天城流湯治士補　認定証　授与される

セミナー三日目、咀嚼を学んだあと、天城流湯治士補の認定証を授与されて修了となった。受講者のいずれもがニコニコ顔で認定証を受け取っていた。当然私も同じである。

私の希望としては、仲間や知人で痛みのある人がいたら、手当てをして喜んでもらえるようになればと思っている。

セミナー同室の初澤武さんは、この道に専念するために二月にサラリーマンを辞めたそうだ。その拠点を石垣島に置くという。天城流湯治法を実践しなら、ゆくゆくはペンションを経営し地元の食材を提供できるようになりたいと夢を語っていた。

幸い石垣島でペンションを経営している人も受講生におり、良い関係ができたようで運にも恵まれているようだ。

変わった経緯で参加した人もいる。結婚二十九年目の記念として旅行先を探している最中に、今回のセミナーの案内をみつけたというご主人、昼間の研修中、奥さんは別行動、それでも参加したのだから、こちらも余程天城流湯治法に引き付けられたのだろう。

オーストラリアに十年程住み帰国したばかりという日本人女性、そしてオーストラリアでカイロの受付をやった経験を持ち、今は日本で英語に関わる先生をしているというオーストラリア人男性も参加していた。この人、ケアではかなり詳しいようで結構質問をしていた。

そしてもう一人、筋整流塚本道場を開業している塚本耕司さん、錬堂氏が言う「弟子がすげーシリーズ」の人だ。こういう人がセミナーに参加するということは、やはり天城流湯治法は凄いということになる。

本書では、ほんのさわりだけの体験記で、とても内容の全てはお知らせできません。読者の皆様でもっと知りたい、セミナーを受講してみたいという方は、ＮＰＯ法人錬堂塾のホームページをご覧ください。ＮＰＯ法人錬堂塾 URL http://www.rendojuku.com

あとがき

ほとんど錬堂氏のことを知らないまま、取材を開始した。

天城流湯治士補　指導者育成セミナーも受けて、少しは錬堂氏を理解したと思うが、本書はまだまだ錬堂氏のほんの一部を紹介したに過ぎないと思っている。

知るほどに、よくわからなくなってくるというのが正直なところだ。

いや、わからないというより、錬堂氏が持つ力が何であるか、私自身にはまだ見えていないと言った方が正確だと思う。

錬堂氏は、その役割、使命においても、とにかく深くて大きい人なのだ。


人は自分の持っている知識や能力以上のものに接すると、その真の力を理解できずに、時には反発したりする。

また否定したりもする。

自分が理解できないことを棚に上げ、その能力を見極めようともしない。時に天城流湯治法は、そういう扱いを受けるように思う。

一方で天城流湯治法は、現代医学との協力が始まっており成果もあげている。

国家的には医療費の増加が大きな問題になっている。天城流湯治法は、間違いなくそれに貢献する。なによりも患者さんが助かる。

少年時代、シャーマンに認められた進くん、名前を錬堂と改めてその活躍が本格化し始めている。

指導者育成セミナーの〆で、シャーマンの中で言われているという「日出《ひい》づる国の民が世界を救う」という言葉を白板に書いた。

そして言う。

「僕はこれを本気で信じています」と。

鍊堂氏は、「日出づる国の人」ではなく「日出づる国の民」と言っていることに注目している。

いろんな人達が関わって、いろんな人達が知恵を出し合って、日本の人達が世界を変えていくという感じがするというのだ。

鍊堂氏はいま、世界中に呼ばれている。

それには、どういう意味があるのか。

鍊堂氏は言う。

「みんなと共に世界を変えて行くための道を作っていく。それが僕の使命なのかな」と。

そしてさらに「そういうことに少しでも関わることができたら嬉しい」とも。

そういう意味からすると、鍊堂氏の活躍はこれからが本番と言うことができる。

杉本錬堂（すぎもと　れんどう）

1950（昭和 25）年 静岡県伊東市生まれ 。

海上自衛隊を経てパティシエとなり『菓子の木』を開業（ 27 歳)。
45 歳から天城流湯治法としての健康法及び温泉療法をまとめ始める。
2001 年、NPO 法人錬堂塾を設立。多くの健康に関するイベントの主催、アドバイザーなどを務める。2007 年（57 歳）1 月から全国行脚を開始、同年 4 月にはペルーで開かれて世界民族長老会議に日本からのオブザーバーとして参加。
現在は、天城流湯治司として世界を股にかけ年間 300 日を超える旅を続けている。
著書に『湯治エクササイズ』(bio books)、『望診法・顔診法』（ヒューマンセンター研究所）
『温泉大国ニッポンの NEW 湯治ーゆらーり・ゆる・ゆる温泉健康法のすすめ 』(コミュニティ・ブックス)、他、天城流湯治法の方法を伝える DVD がある。

斎藤信二（さいとう　しんじ）

昭和２０年　新潟市生まれ。

新潟明訓高等学校、工学院大学卒。

現在㈱高木書房代表取締役。

著書『湘南やまゆり学園“小山昭雄”願いは保育でない教育』、『走りながら考える男　福嶋進 世界一を目指す』（いずれも高木書房）。我が子の結婚に際し贈った『結びあう心』『共に築く』がある。

神業《かみわざ》
世界中の凄腕の治療家達が認めた天城流湯治法とは？

平成 26（2014）年 5 月 27 日　第 1 刷発行
平成 28（2016）年 7 月 21 日　第 2 刷発行

著　者　斎藤 信二
発行者　斎藤 信二
発行所　株式会社　高木書房
〒114-0012
東京都北区田端新町 1-21-1-402
電　話　03-5855-1280
FAX　03-5855-1281
メール　syoboutakagi@dolphin.ocn.ne.jp
装　丁　株式会社インタープレイ
印刷・製本　株式会社ワコープラネト
※乱丁・落丁は、送料小社負担にてお取替えいたします。
※定価はカバーに表示してあります。

© Shinji Saito 2014
ISBN978-4-88471-100-9　Printed in Japan